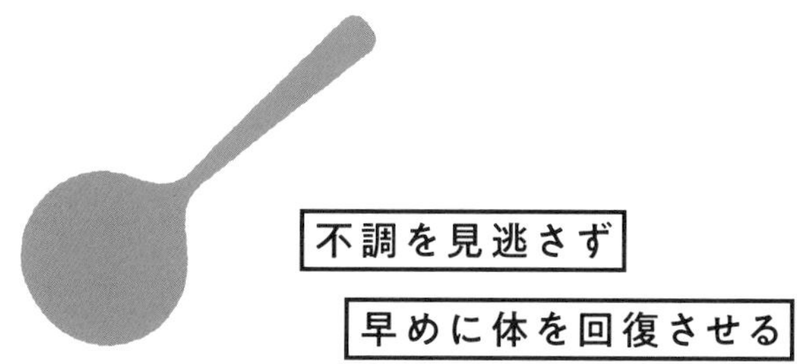

夜に飲む

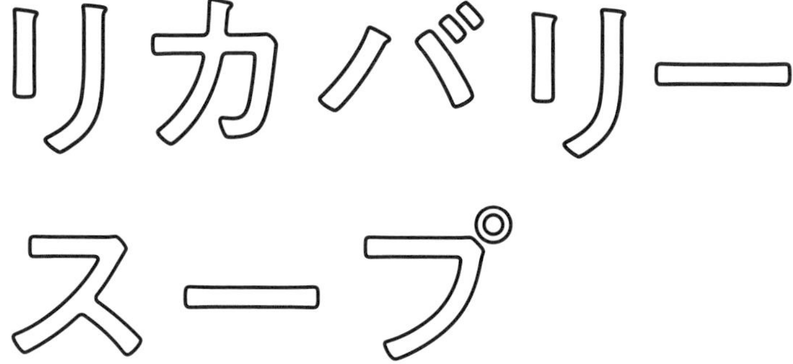

浜内千波

WAVE出版

体調を回復させ、元気を取り戻す〝リカバリースープ〟

「疲れがなかなか取れない」や「最近、肌荒れが気になる」など病院に行くほどではないちょっと気になる症状は誰にでもあると思います。本書はそんな日ごろ気になっていることを改善するスープを症状別に紹介します。お湯を注ぐだけでできるものから、短時間加熱すればいいものまで、そしておかずになるスープ、作りおきできるスープです。

体調を回復させ、元気を取り戻すという意味から〝リカバリースープ〟と名づけました。症状に直球で効きそうな食材をしっかり入れ込んだ心身が喜ぶスープです。

スープは「こうしなければいけない」というルールはほとんどありませんから、食材や味つけも自由。でも、野菜はかならず入れるようにしてほしい！　野菜に含まれる酵素は加熱すると壊れてしまうものが多いんですが、リカバリースープは加熱時間、20分以内のものばかり。熱に弱い野菜の栄養素もスープの中に溶け出しているので栄養素がほぼまるまるいただけます。また、野菜は生だとたくさん食べられませんが、スープに入れることでカサが減り、量もしっかり摂れます。

我が家は夕食が遅いので野菜をメインにしたスープをよく作り、1日の疲れをリカバリーします。肉や魚、豆類などの良質なたんぱく質をプラスし、栄養バランスを整え、食べごたえもありますから、おかずはスープだけなんてことも。

自分の体調を考え、見直して、リカバリースープを飲むことで、明日への不安をなくせると思います。気になる症状の改善は日々の食生活の積み重ねが大事。まずは、一緒にスープ一杯から始めてみませんか？

浜内千波

目次

PART 2 慢性的な不調にしっかり効く

PART 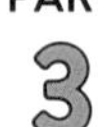 体質改善・アンチエイジング

PART 4
健康診断の結果が気になる

表紙に登場している スープのレシピ

表紙に登場している
赤、黄、緑がきれいなスープは
本書では紹介していない、
もしくは少しアレンジを
加えているので、
ここでレシピを紹介しましょう。
それぞれ効能が
しっかり詰まった一杯です。

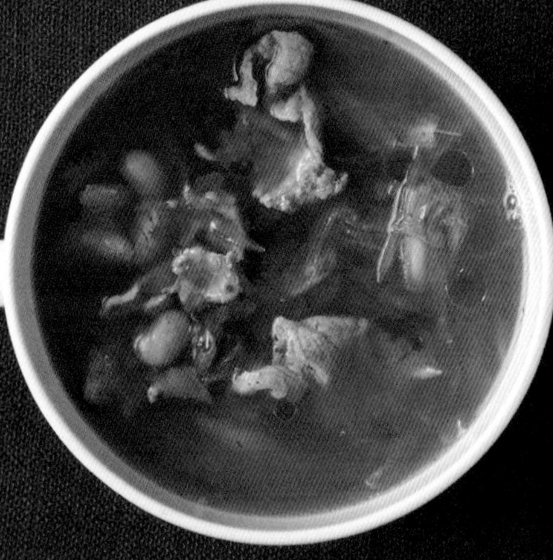

脂肪を燃焼させる

ラム肉とたまねぎのキムチスープ

材料（1人分）

ラム小間切れ肉（50g）
たまねぎ（½個・100g）―薄切り
キムチ（30g）

調味料

サラダ油…小さじ1
塩…小さじ⅓
こしょう…少々

作り方

サラダ油でたまねぎとラム肉をしっかり炒め、水（200cc）を注ぎ、ひと煮立ちさせる。キムチを加え、塩、こしょうする。

アボカドと万能ねぎの和風スープ

肩こりなど筋肉疲労を解消

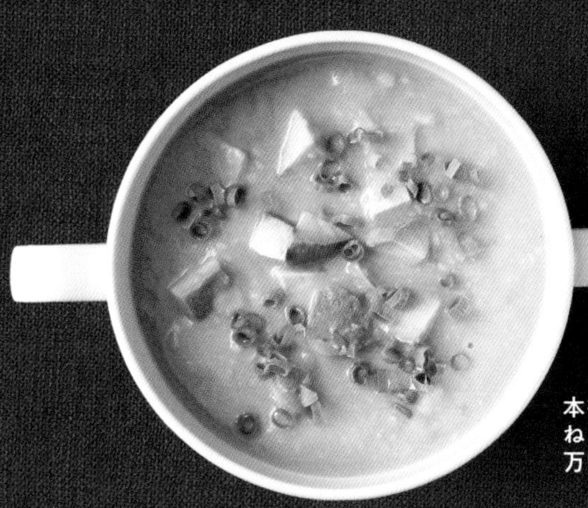

本書のP39で紹介しています。
ねぎは長ねぎでも
万能ねぎでもOK!

冷え性を改善する

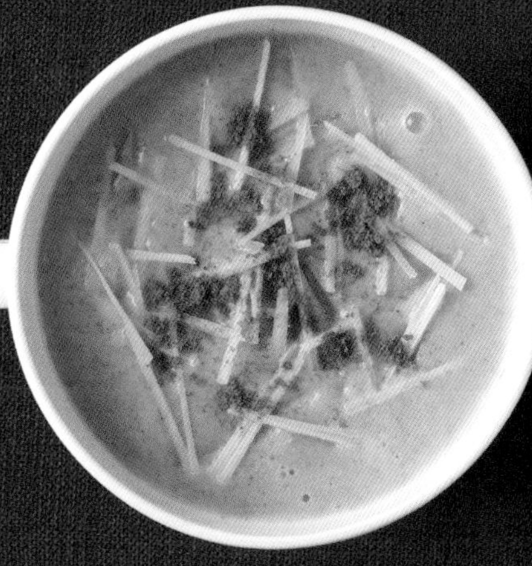

しょうがのカレースープ

材料（1人分）

しょうが(10g)**ーせん切り**
牛乳(200cc)

調味料

カレー粉…小さじ1
塩…小さじ¼弱

作り方

牛乳と調味料をひと煮立ちさせ、しょうがを加えてさっと火を通す。お好みでカレー粉を追加でふっても。

本書の見方

すぐできるスープ
短い時間でできる、火を使わないなど、簡単、お手軽にできるスープを紹介しています。

おすすめの食材
摂りたい栄養素を主に含む食材を3つ、その他の食材もピックアップしています。

摂りたい栄養素
それぞれの症状を回復させるために必要な摂りたい栄養素を挙げています。

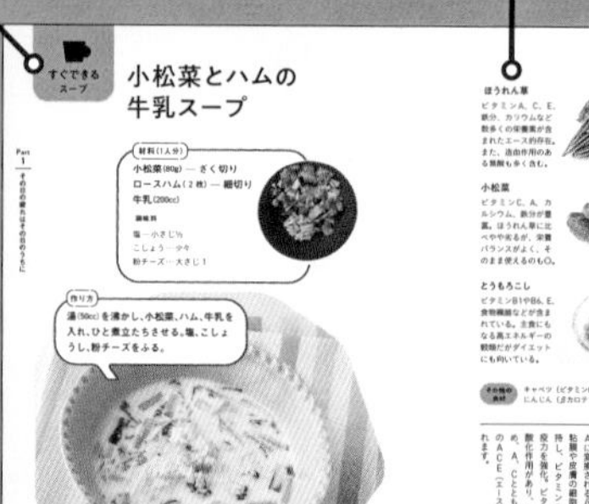

症状別
気になる25の症状をピックアップ。それぞれ3つのスープを紹介しています。

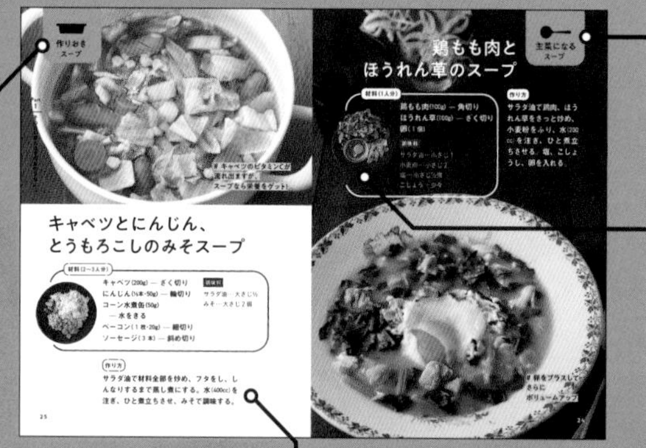

主菜になるスープ
これ一品でおかずになる具だくさんスープ。食材も品数多く使っています。

材料の写真
スープに入れる食材を、切る、ゆでるなど下処理が終わった状態で見せています。

作りおきスープ
材料の分量は2～3人分。少し多めに作っておいて、温めるだけでいただけます。

作り方
できるだけ簡潔に紹介。要点だけを書いているので、自分流で作ってもOKです。

■本書の表記について
・基本的に材料は1人分、2～3人分で表記しています。
・計量の単位は大さじ1は15ml、小さじ1は5ml です。
・電子レンジの加熱時間は600Wで作る場合の目安です。500Wの場合は少し長めに加熱してください。

Chapter 1 スープでリカバリーする

スープで体の不調を解決！

01 スープで日ごろのちょっと気になる症状を緩和

「疲れがなかなか取れない」、「眠れない」、「便秘がち」など病院に行くほどの不調ではないけれど、体調がイマイチというときにおすすめなのがリカバリースープです。体調別にその症状改善に役立つ食材をメインにしています。例えば、疲労回復の場合は、ビタミンAやB、今、注目のイミダペプチドなどが無理なく摂れる野菜や肉などを使ったスープになっています。継続して飲むことで日々気になっている症状も徐々に緩和されます。

02 低カロリーでダイエット向き夜に飲めば効果大！

野菜はサラダだと量もそれほど食べられませんが、スープなら、カサも減るのでたっぷり食べられます。また、温かいスープは体温を上昇させて基礎代謝のアップを助けます。基礎代謝が上がるとやせやすい体質になるほか、ダイエットにつきもののリバウンドがしづらいのです。夕飯の一品に加える、主菜をスープにするなどして、ついつい過食しがちな夜に飲むことで、ダイエットにもなり、症状にピンポイントに効いていくのです。

03

簡単に作れる！早いもので5分かかっても20分

スープというと、「時間がかかる」、「難しそう」や「味つけはどうすればいいのかわからない」と思う人もいるようですが、今回のスープは手間も時間もほぼかかりません。帰宅して着替える前にお湯だけ沸かしておけばできるものから、少し煮ればいいものまで、早いものなら、5分、かかっても20分で作れる簡単なものばかりです。ビタミンCのような熱に弱い栄養素も20分以内なら、スープの中に残りやすいです。

04

野菜の栄養素がほぼほぼ丸ごと摂取できる！

野菜の皮や種には栄養素が豊富に含まれているので、捨ててしまうのはもったいないのです。例えば、にんじんは皮つきのまま調理すると、皮をむいて使うよりもβカロテンが多く摂れ、大根はビタミンCや葉酸などが多く摂取できます。また、ピーマンの種にはカリウムや血行促進成分が含まれています。農薬などが気になる場合はしっかりと水で洗えばＯＫ。皮や種ごと調理することでゴミを減らすことにもつながります。

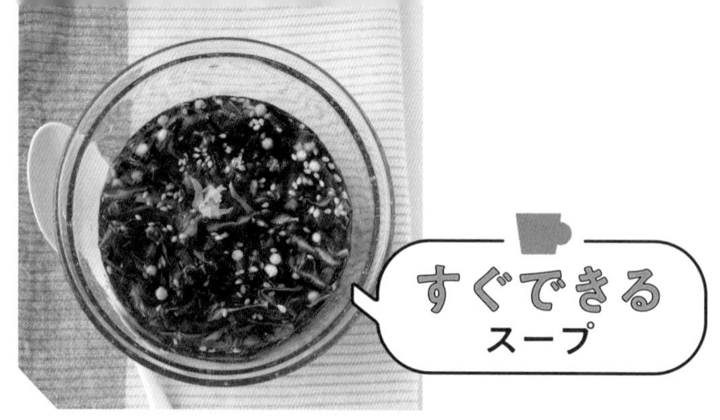

「すぐ」「主菜」「作りおき」で作り分け

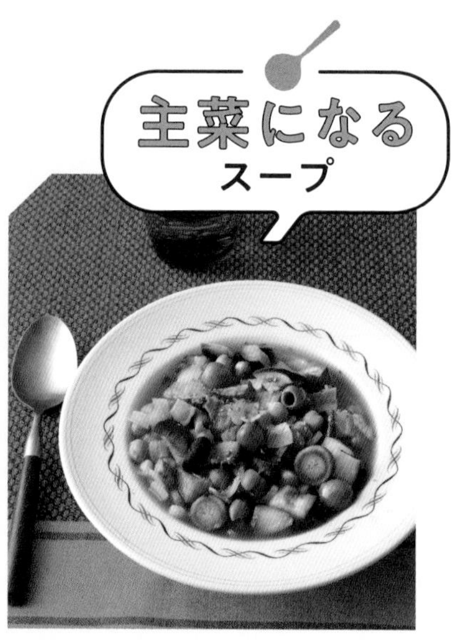

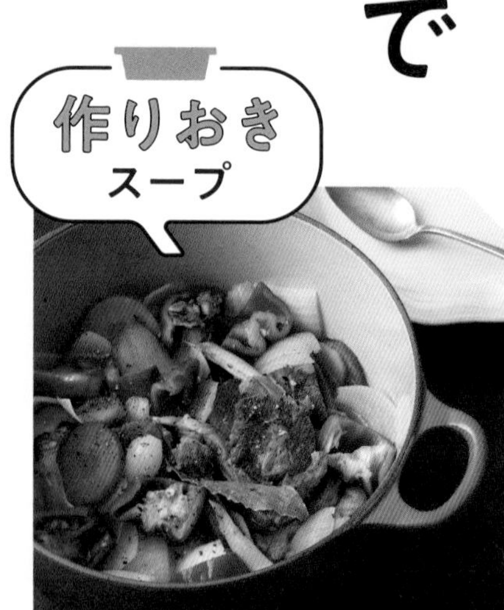

すぐできるスープ

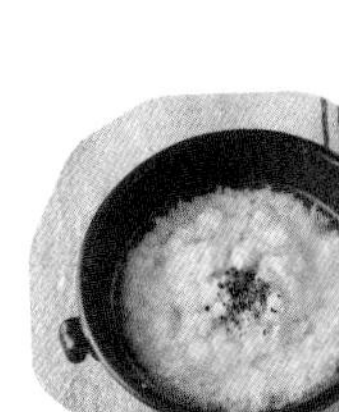

すぐに作れるスープで1日の体調をリセット

心身ともに1日の疲れが蓄積している夜。そんな夜に特におすすめなのがさっと温めるだけ、お湯をかけるだけ（お湯を沸かすのが面倒なら、レンチンでOK）ですぐにできるスープです。基本的に5分以内で作れるものがほとんど。具も火が通りやすいものや加熱しなくても食べられるもの、出汁の代わりになるうま味成分豊富な野菜などを使って簡単にできます。忙しい現代は朝・昼にていねいに食事をする時間がありません。朝食や昼食抜きの日もあるのでは？　せめて夜には1日の疲れをリセットし、不足している栄養をしっかりと補いたいもの。消化もよく胃腸にやさしい、そして寝ている間に体調不良を整える効果が期待できるスープです。まずは夜の一杯から始めて、気になる症状の改善に努めましょう。

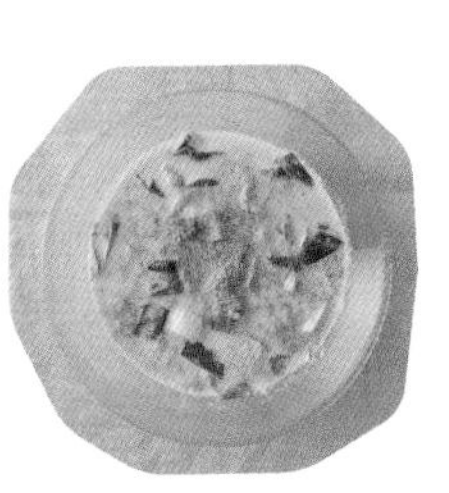

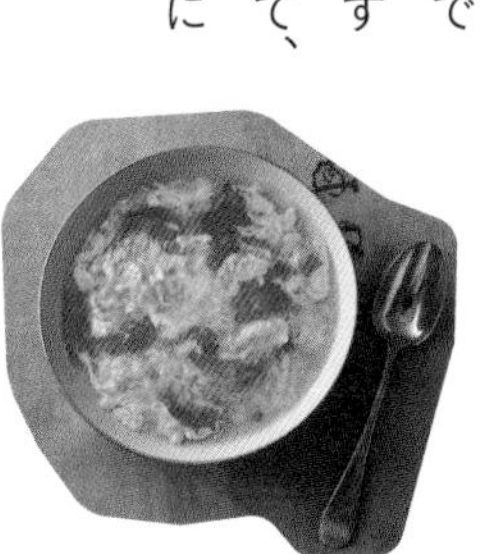

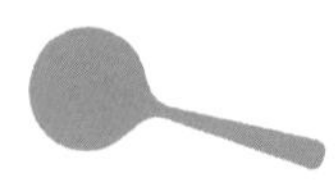

主菜になるスープ

食材の品数が多めで具だくさんのスープ

おかずを何品も作るのがおっくうなときなどに特におすすめなのが、具の存在をしっかりと感じられ、一品で満足の主菜になるスープです。肉や魚の良質な動物性たんぱく質と野菜や豆類など、症状の改善に役立つ食材を一緒に煮るだけで、食べごたえのある立派なおかずスープになります。これさえあれば、他におかずを作る必要がない優れもののメニューです。

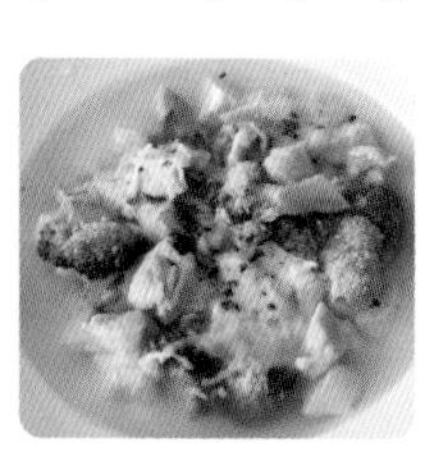

おかずになるので味は少しだけしっかり目に。味が薄いと、物足りなさを感じ、結局はもう一品作るハメになるなんてことも。でも、もし他におかずがある場合は健康のことを考えて薄めの味つけを心がけましょう。また、腎臓の数値が気になる場合も薄味が原則です。

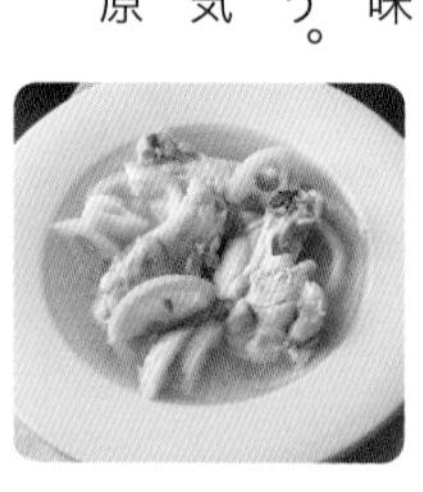

作りおきスープ

週末など時間のあるときに作っておくのがおすすめ

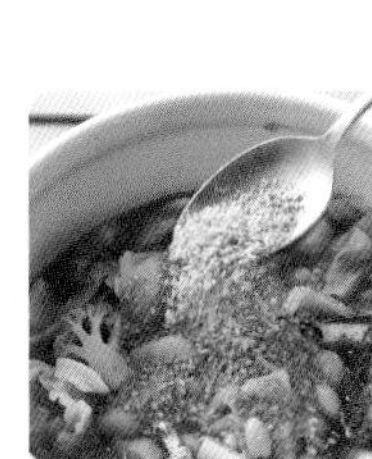

体調不良を改善するには毎日の食事が大切なことはいうまでもありません。でも、忙しいときや疲れているときには面倒に思うこともあるでしょう。そんなときの心強い味方が作りおきスープです。週末の時間のあるときや心身ともに余裕のあるときに少し多めに作っておくと重宝します。仕事から帰ってきた後でも、遅く帰った夜に食べたいときでも、温めるだけなので便利です。作りおきスープはアレンジしやすいよう主張し過ぎないシンプルな味つけにするのがポイント。例えば、翌日、カレー粉やトマトジュースなどを入れれば、また違う味が楽しめます。味つけを変えても栄養価はほとんど変わりません。

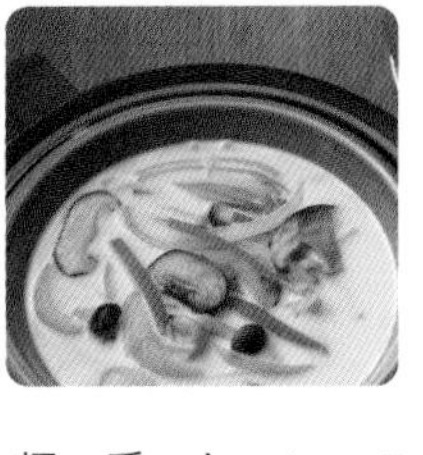

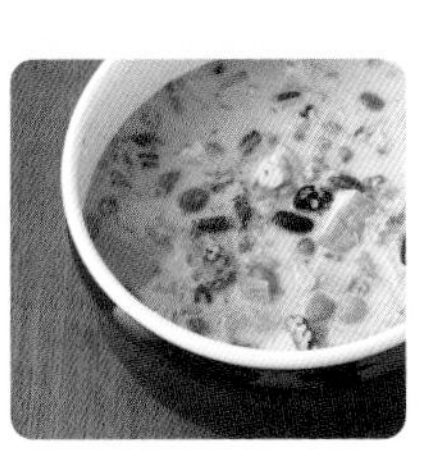

スタイリストのカナヤマヒロミさんおすすめの あると重宝するスープ皿とカトラリー

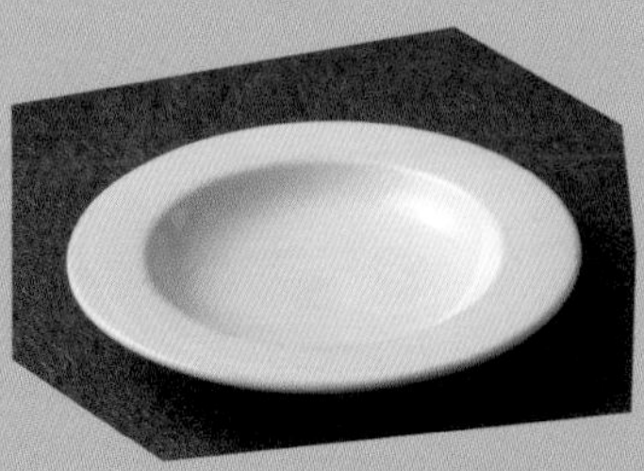

シンプルで上品さが漂う リム皿

リムとはお皿の縁のことで器によって幅はまちまち。リムがあるとスープの存在感が引き立ちます。直径23.9cm×高さ3.8cm。

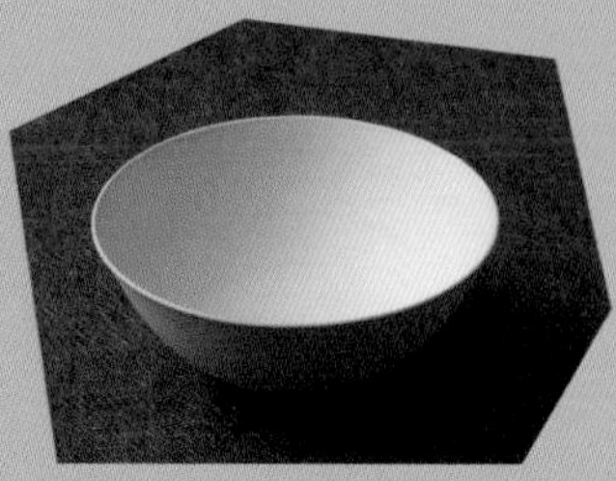

スープ以外にも使える 万能の器

口縁が薄く、口当たりがいいうえ、温もりのある風合いが◎。丼や小鉢としても使えます。直径15.4cm×高さ6.8cm。

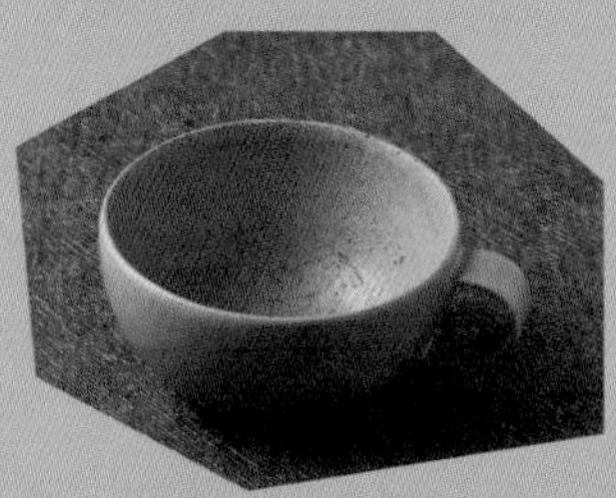

質感がいい陶器の 持ち手つきカップ

温かみのあるざらりとした土の質感が手によくなじみ、食卓に豊かな時間と温もりを添えます。直径12.2cm×高さ6.4cm。

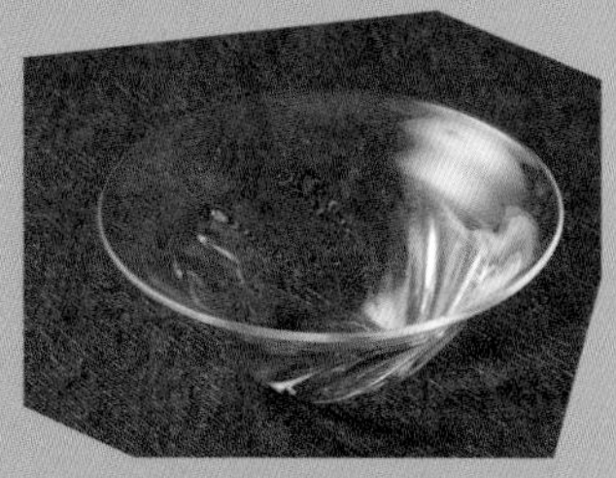

ガラスの器で より涼やかに

なめらかな流線型を描くフォルムが美しい。冷製スープにふさわしい涼を呼ぶ器です。直径16.5cm×高さ6.7cm。

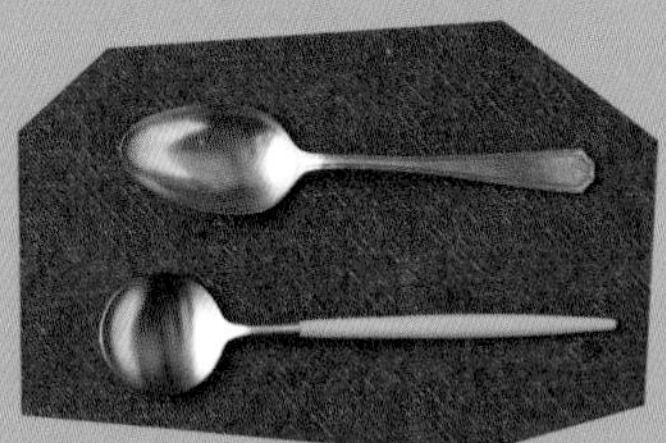

大きめのスプーンで 飲みやすく

具もしっかりすくえる大きめのものがおすすめ。口当たりのよさもポイント。柄は適度な重量感があり、持ちやすいものを。

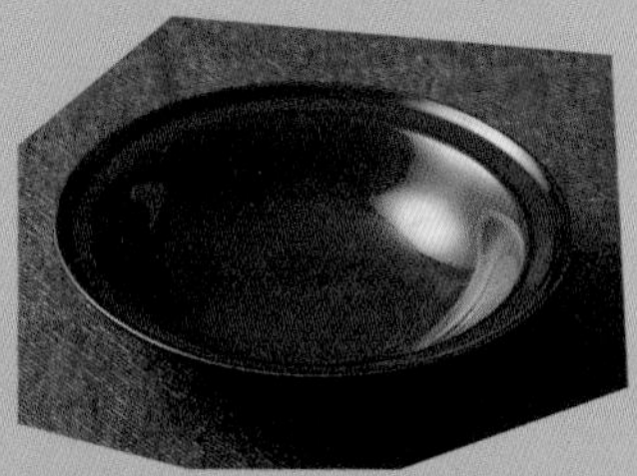

クリーム系に合う こっくりした色

クリーム系のスープはこっくりした色合いの器がおすすめ。スープと器のコントラストがいい感じに。直径17.8cm×高さ4.8cm。

Chapter 2

症状別リカバリースープ

PART 1 その日の疲れはその日のうちに

風邪／疲れ目／疲労／二日酔い／肩こり

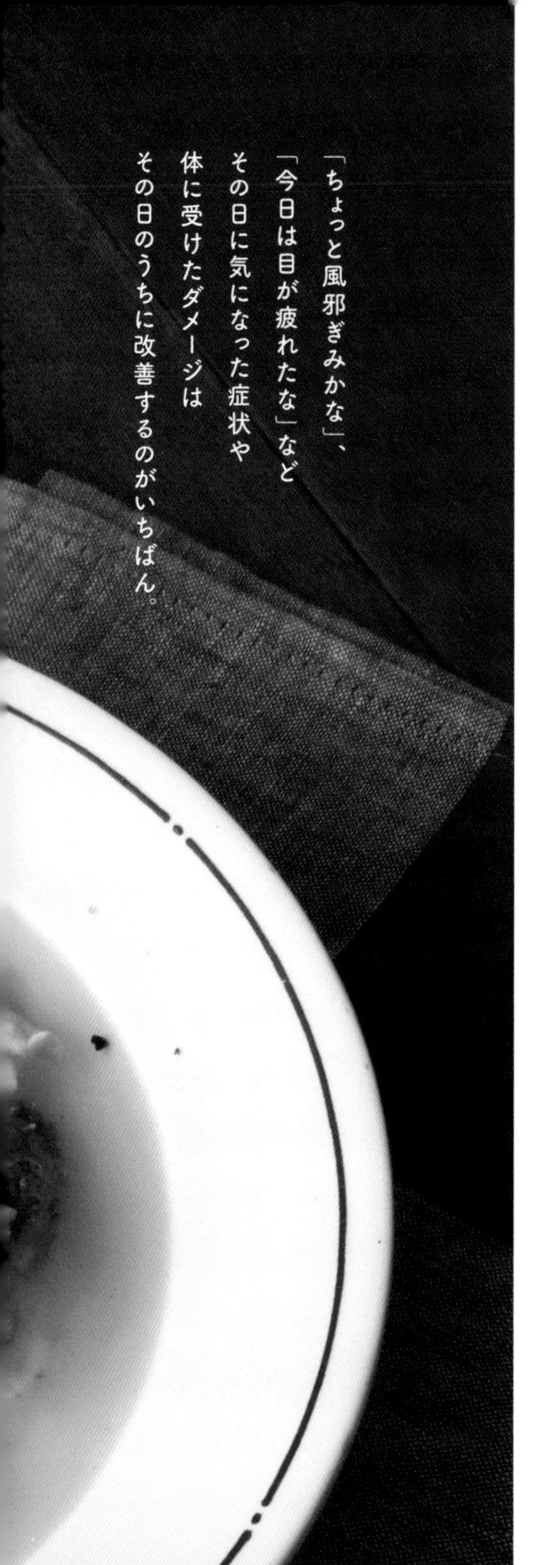

「ちょっと風邪ぎみかな」、
「今日は目が疲れたな」など
その日に気になった症状や
体に受けたダメージは
その日のうちに改善するのがいちばん。

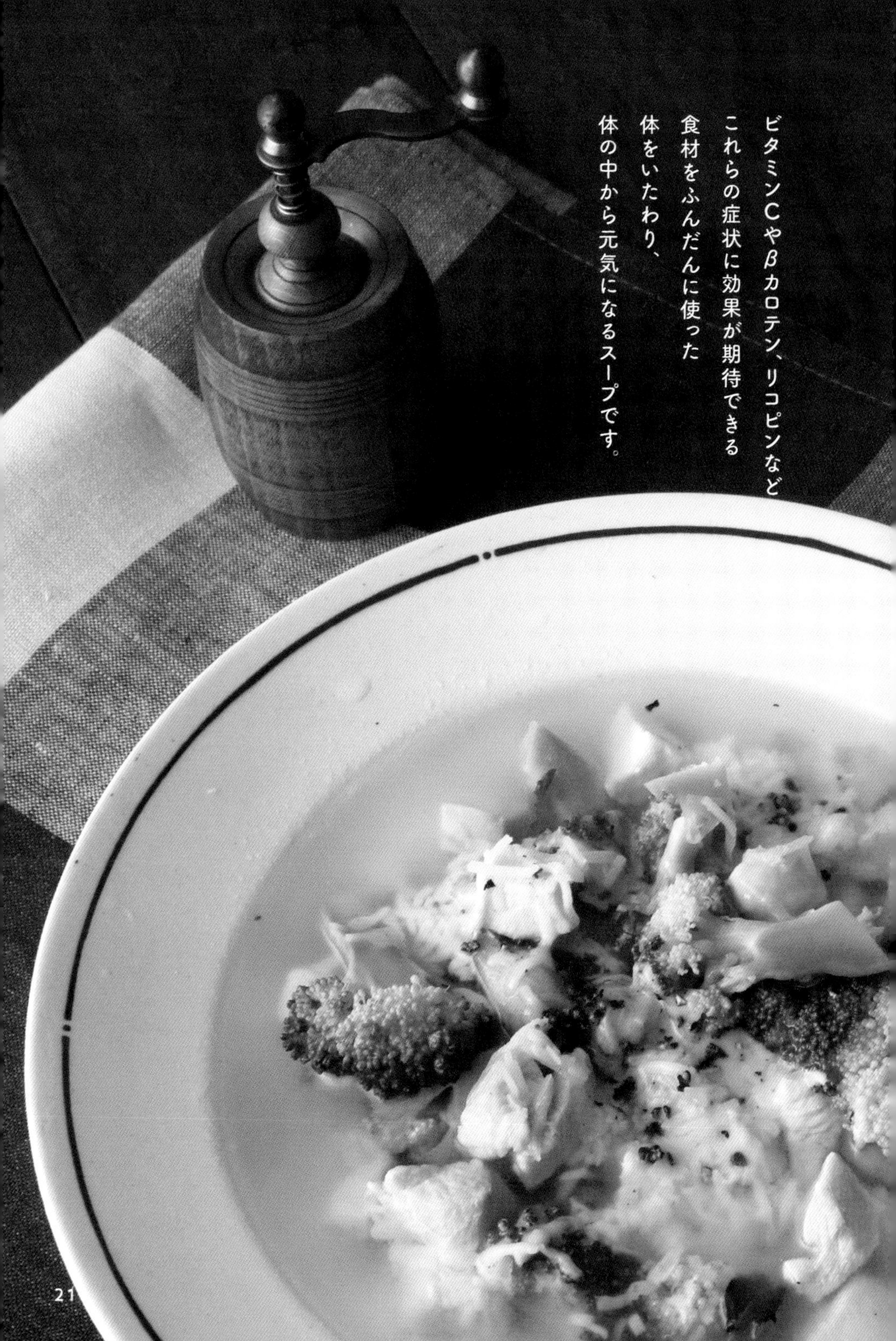

ビタミンCやβカロテン、リコピンなど
これらの症状に効果が期待できる
食材をふんだんに使った
体をいたわり、
体の中から元気になるスープです。

症状

01 風邪ぎみで体が熱っぽい

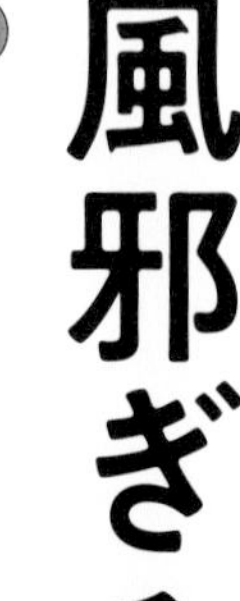

摂りたい栄養素

- ビタミンC
- βカロテン
- ビタミンE

免疫力を高めるビタミン類を摂取

風邪は万病の元といわれますが、免疫力アップに欠かせないのがビタミン類。ビタミンCは免疫力を強化する作用があります。体内でビタミンAに変換されるβカロテンは粘膜や皮膚の細胞を正常に維持し、ビタミンC同様、免疫力を強化。ビタミンEは抗酸化作用があり、免疫力を高め、A、CとともにビタミンのACE（エース）とも呼ばれます。

ほうれん草

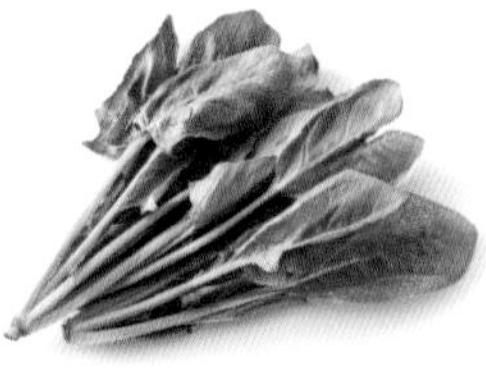

ビタミンA、C、E、鉄分、カリウムなど数多くの栄養素が含まれたエース的存在。また、造血作用のある葉酸も多く含む。

小松菜

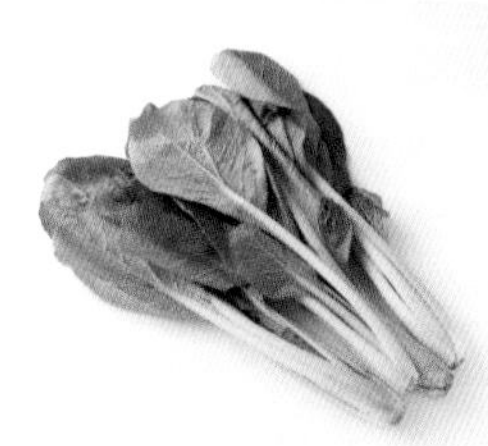

ビタミンC、A、カルシウム、鉄分が豊富。ほうれん草に比べやや劣るが、栄養バランスがよく、そのまま使えるのも◎。

とうもろこし

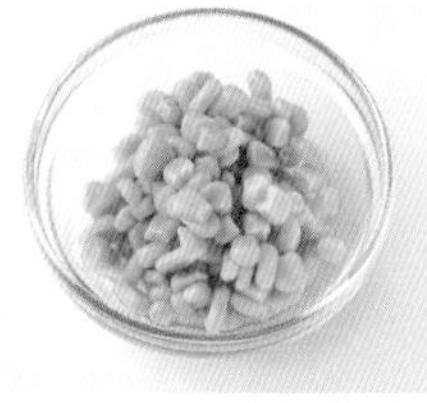

ビタミンB1やB6、E、食物繊維などが含まれている。主食にもなる高エネルギーの穀類だがダイエットにも向いている。

その他の食材　キャベツ（ビタミンC）、にんじん（βカロテン）

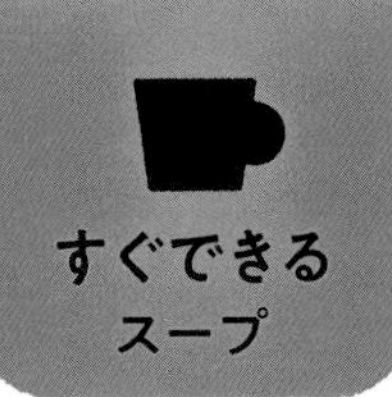

小松菜とハムの牛乳スープ

材料（1人分）

小松菜(80g) — **ざく切り**
ロースハム(2 枚) — **細切り**
牛乳(200cc)

調味料

塩…小さじ½
こしょう…少々
粉チーズ…大さじ1

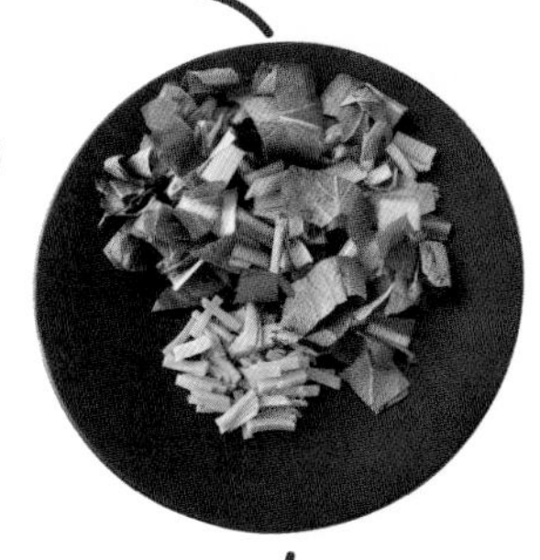

作り方

湯(50cc)**を沸かし、小松菜、ハム、牛乳を入れ、ひと煮立たちさせる。塩、こしょうし、粉チーズをふる。**

ハムと牛乳のうま味が味に深みをプラス

主菜になる
スープ

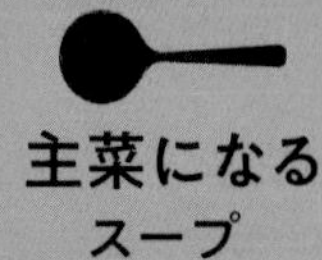

鶏もも肉とほうれん草のスープ

材料(1人分)

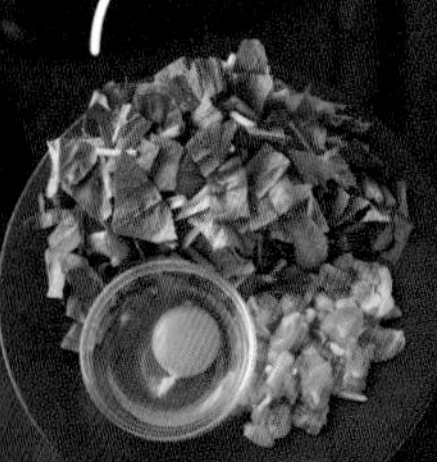

鶏もも肉(100g) — 角切り
ほうれん草(100g) — ざく切り
卵(1個)

調味料

サラダ油…小さじ1
小麦粉…小さじ2
塩…小さじ½強
こしょう…少々

作り方

サラダ油で鶏肉、ほうれん草をさっと炒め、小麦粉をふり、水(200cc)を注ぎ、ひと煮立ちさせる。塩、こしょうし、卵を入れる。

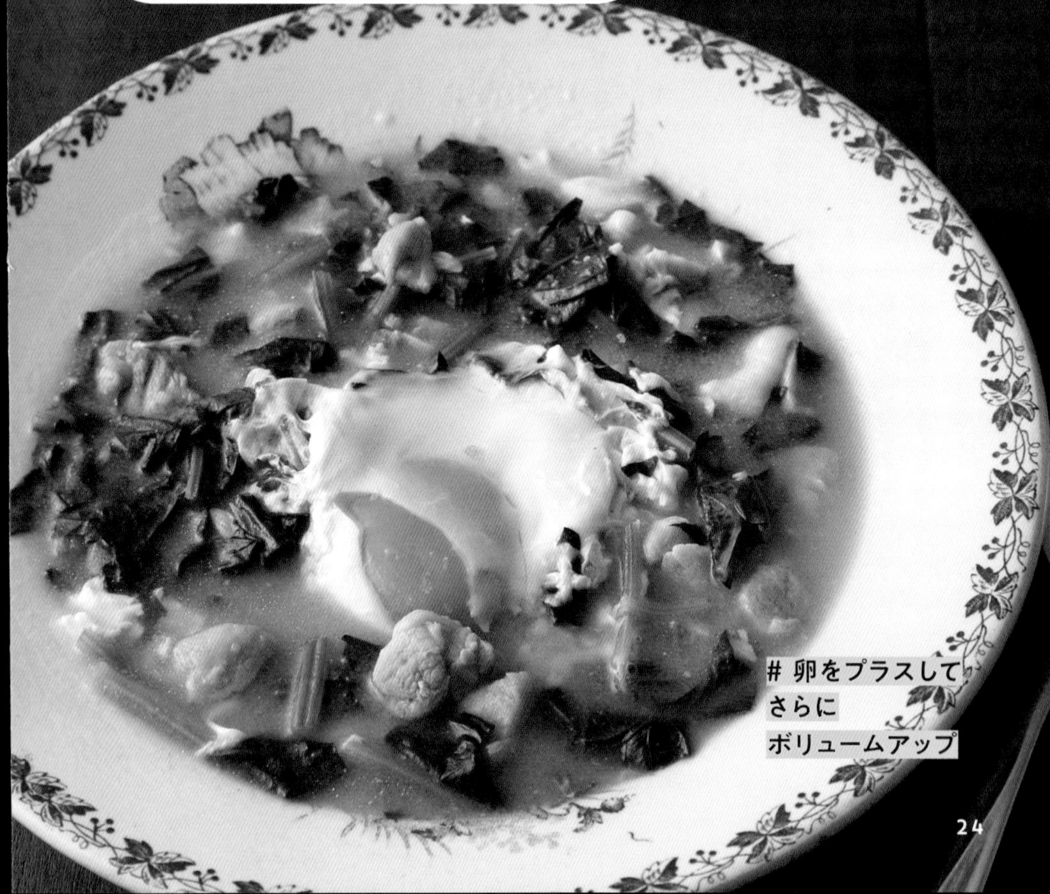

卵をプラスして
さらに
ボリュームアップ

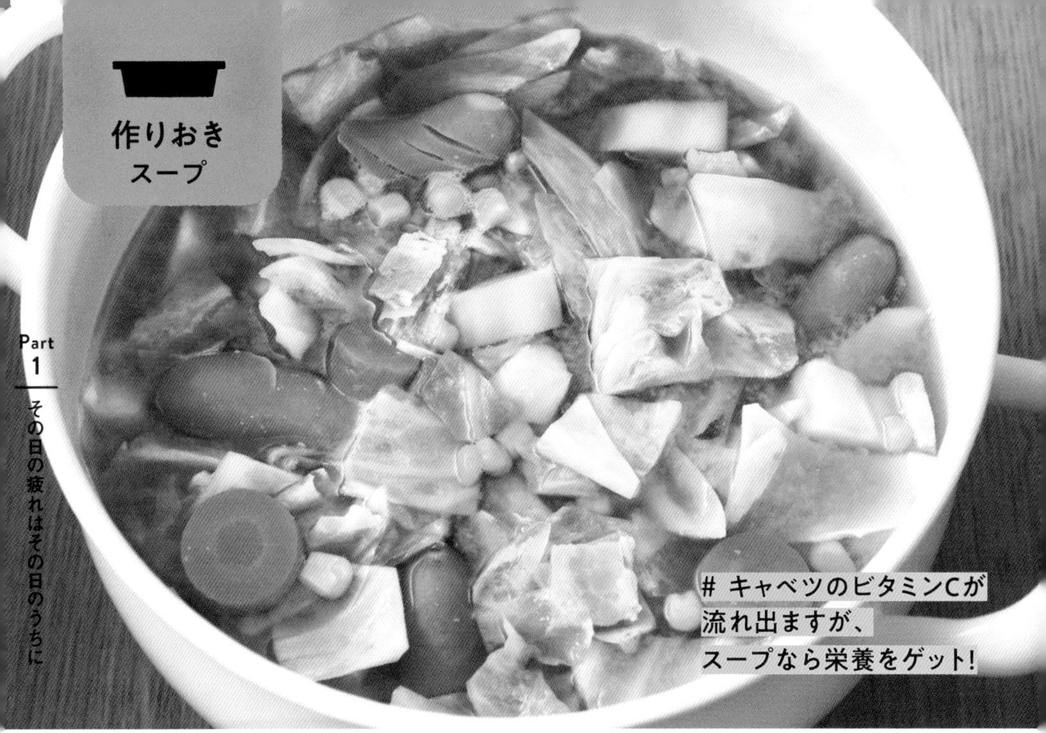

作りおき
スープ

Part 1
その日の疲れはその日のうちに

キャベツのビタミンCが
流れ出ますが、
スープなら栄養をゲット!

キャベツとにんじん、とうもろこしのみそスープ

材料(2〜3人分)

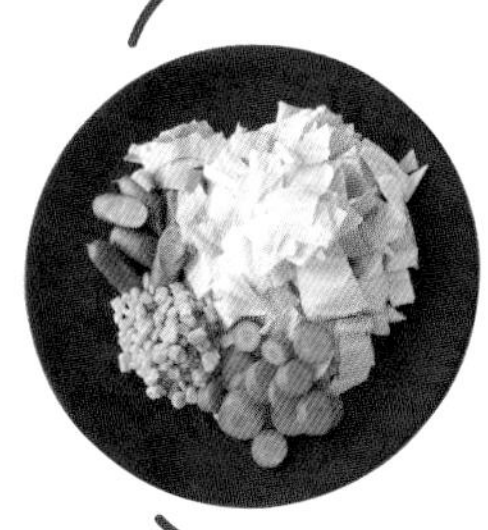

キャベツ(200g) — ざく切り
にんじん(1/3本・50g) — 輪切り
コーン水煮缶(50g)
— 水をきる
ベーコン(1枚・20g) — 細切り
ソーセージ(3本) — 斜め切り

調味料
サラダ油…大さじ1/2
みそ…大さじ2弱

作り方

サラダ油で材料全部を炒め、フタをし、しんなりするまで蒸し煮にする。水(400cc)を注ぎ、ひと煮立ちさせ、みそで調味する。

症状

02 目が疲れる、かすむ

摂りたい栄養素

・アントシアニン
・βカロテン
・ビタミンB群

紫キャベツ

ポリフェノールの一種アントシアニンが多く含まれている。緑のキャベツに比べ、ビタミンCやK、リン、カリウムも多い。

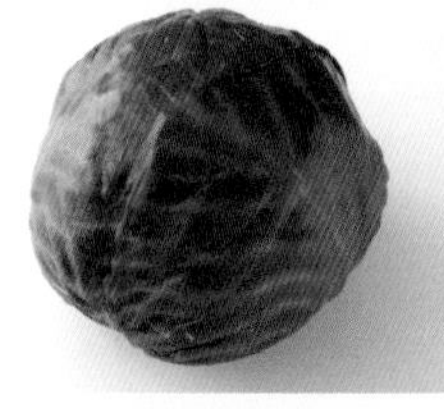

パプリカ

ビタミンCやβカロテンが豊富。熱に弱いビタミンCだが、パプリカは肉厚のため、加熱しても壊れにくいのが特徴。

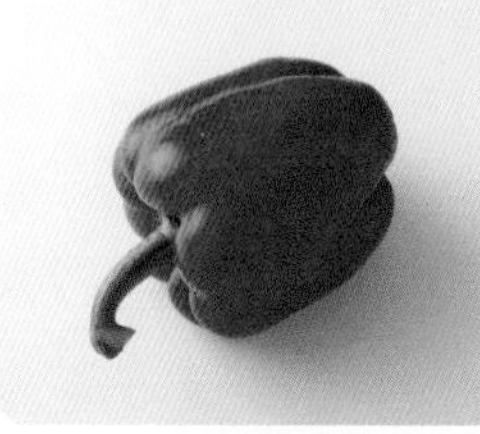

かぼちゃ

緑黄色野菜の代表の1つでにんじんには負けるがβカロテンが豊富。食物繊維やビタミンB群も含む。貯蔵性が高いのも◎。

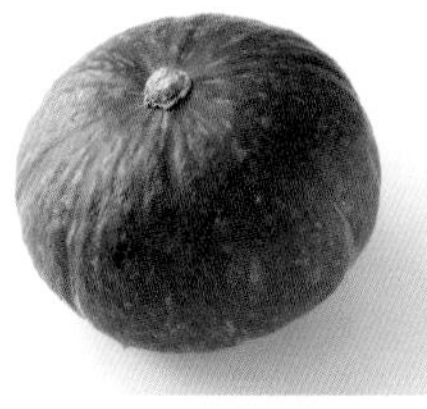

その他の食材　なす（アントシアニン）、トマト、ごま、かつお節（ビタミンB群）

ポリフェノール、ビタミン類がいい

紫キャベツやなすなどに含まれるポリフェノールの一種、アントシアニンは網膜へのダメージを予防して血流の改善にいいといわれています。また、ビタミンC、A、Bも眼精疲労の予防には大切です。ビタミンB1は筋肉の疲れをやわらげ、結果、目の疲労の解消につながります。B2は充血に効果的です。ビタミンCは正常な水晶体を保つためには欠かせません。

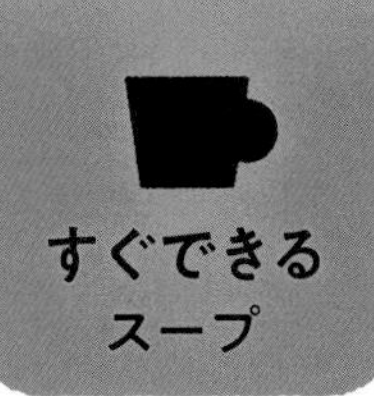

すぐできるスープ

紫キャベツのお茶漬け冷製スープ

材料

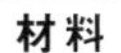

紫キャベツ(50g) — せん切り

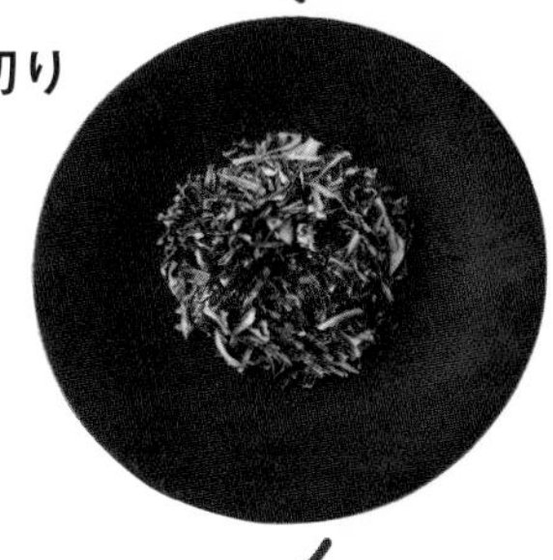

調味料

かつお節…3ｇ
白ごま…大さじ1
お茶漬けの素…1袋
酢…小さじ1

作り方

器に材料、調味料全部を入れ、水(200cc)を注ぐ。

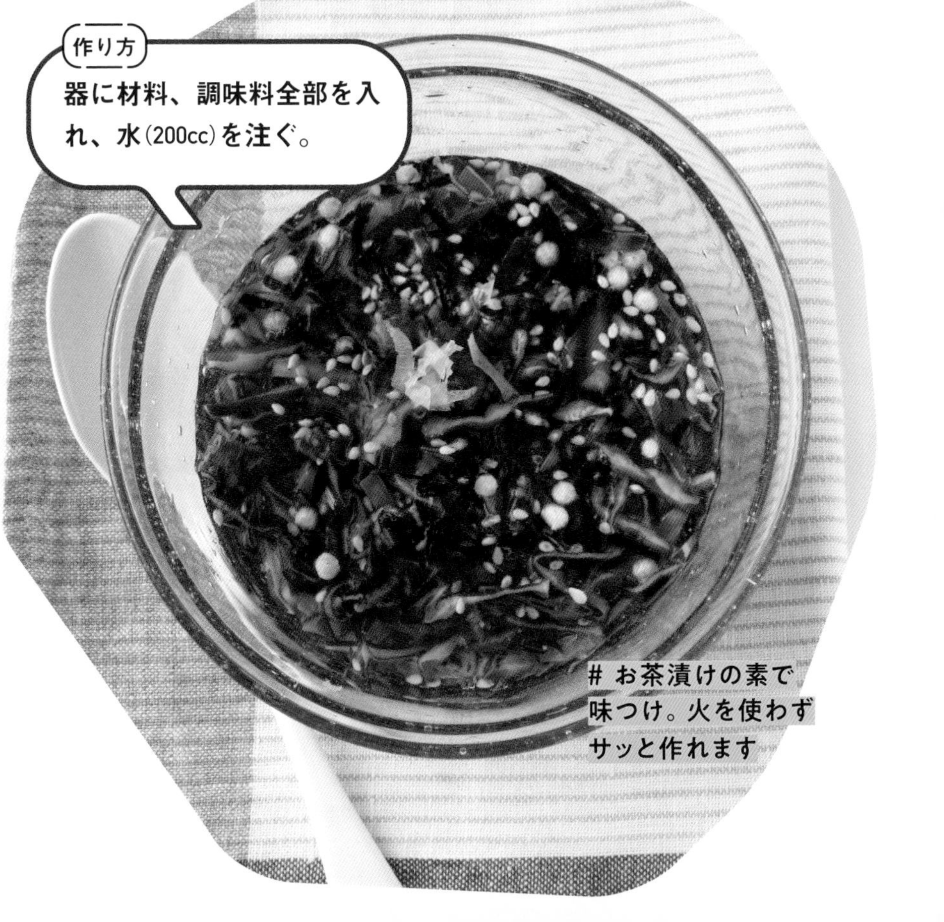

 # お茶漬けの素で味つけ。火を使わずサッと作れます

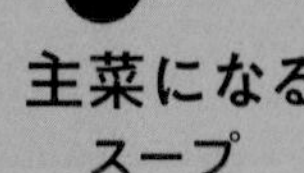

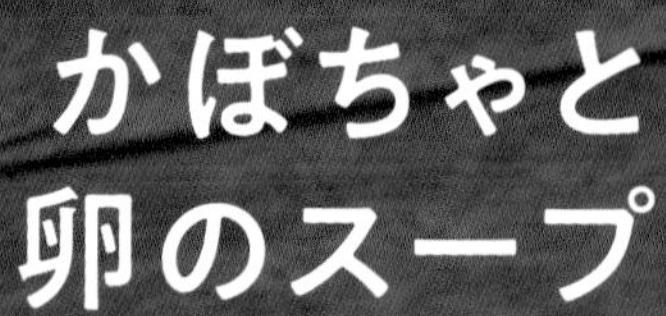

材料（1人分）

かぼちゃ（100g）
— ひと口大に切り、ラップをし、2～3分レンチン
溶き卵（1個分）

調味料

粉チーズ…大さじ3
塩…小さじ⅓
こしょう…少々

作り方

かぼちゃをつぶし、水（200cc）を少しずつ注ぎ、のばす。ひと煮立ちさせて卵と粉チーズを混ぜたものを加えて混ぜ、塩、こしょうする。

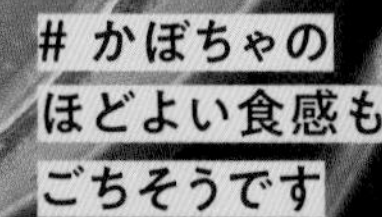

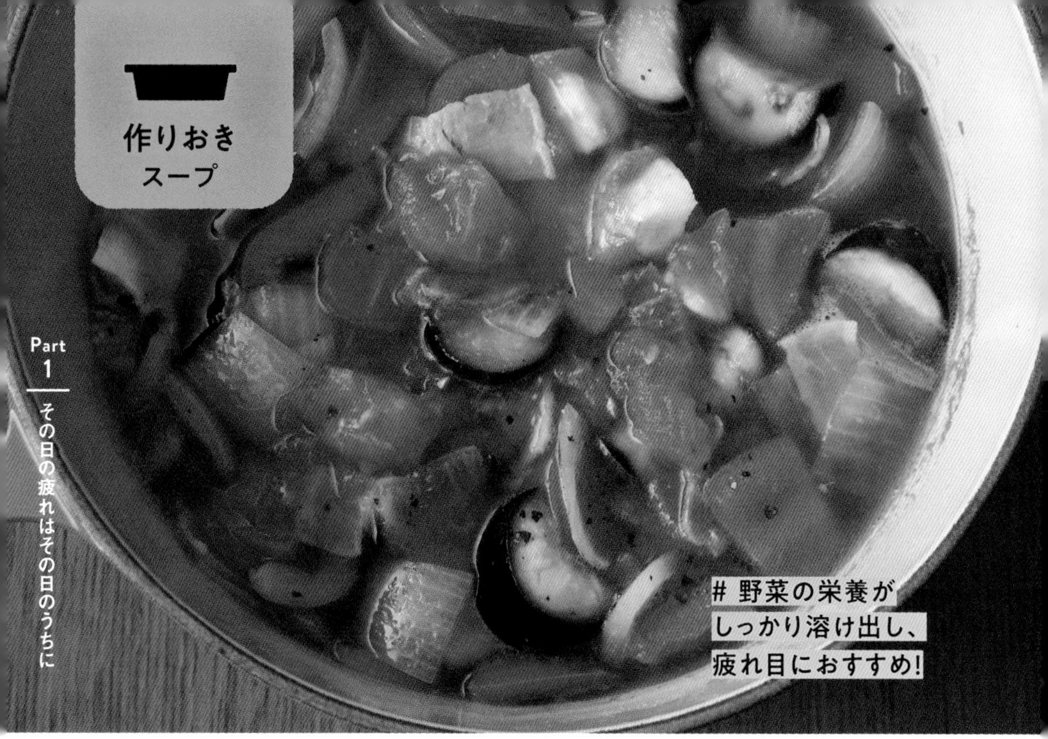

作りおき
スープ
野菜の栄養が
しっかり溶け出し、
疲れ目におすすめ!

赤と紫の野菜スープ

材料(2〜3人分)

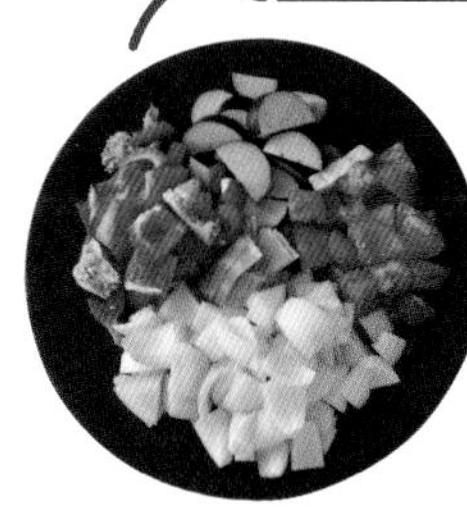

赤パプリカ(1個・150g)
トマト(1個・200g)
たまねぎ(1個・200g)
— すべて角切り
なす(1本・80〜100g) — 半月切り
ベーコン(2枚・40g) — 細切り

調味料

オリーブ油…大さじ1
塩…小さじ1 1/3
こしょう…少々

作り方

オリーブ油で材料全部を炒め、フタをし、しんなりするまで蒸し煮にする。水(400cc)を注ぎ、ひと煮立ちさせ、塩、こしょうする。

症状

03 疲れがなかなか抜けない

摂りたい栄養素

・イミダペプチド
・ビタミンA
・ビタミンB

鶏胸肉

良質のたんぱく質、イミダペプチドが豊富。イミダペプチドは疲労回復に効果的。低カロリーでダイエットにも向く。

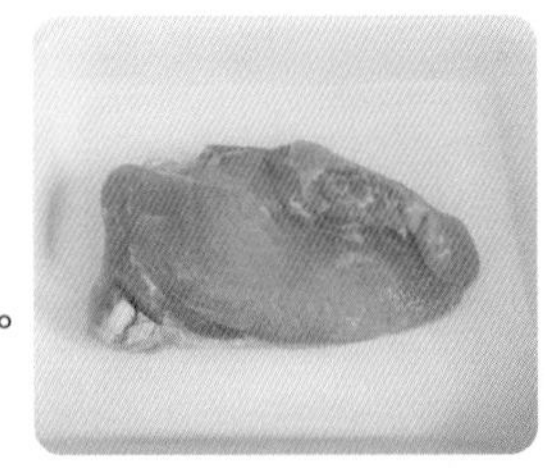

にら

ビタミンAやビタミンB2、食物繊維が多い。独特の匂いは硫化アリルという成分でビタミンB1の吸収を促す。

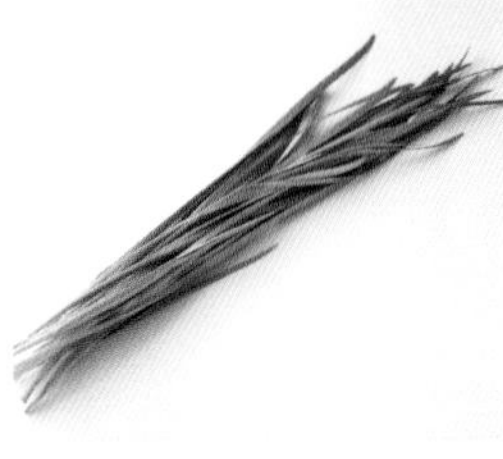

はと麦

ビタミンBや食物繊維を多く含んでいる。他にもカリウム、鉄分が含まれ、たんぱく質は米や小麦の2倍以上ともいわれる。

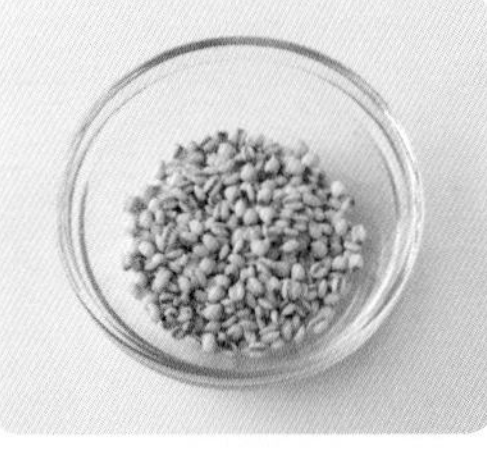

その他の食材

大豆、ブロッコリー、豚肉（ビタミンB）、
にんじん、ブロッコリー（βカロテン）、
のり（ビタミンA）、
ツナ（イミダペプチド）

疲れにいい、注目のイミダペプチド

近年注目されているのが鶏胸肉に含まれているイミダペプチド。抗疲労効果があり、なかでも脳の疲労にいいといわれています。加齢による記憶力の低下が改善したという報告もあり、積極的に摂りたい栄養素です。他にも抗酸化作用もあり、疲労の改善をサポートします。野菜や豚肉に含まれるビタミンA、Bは疲労回復にいい栄養素の代名詞です。

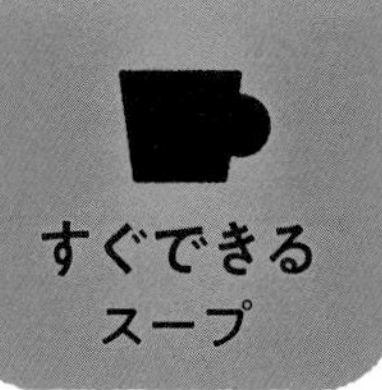

にらとツナの お湯かけスープ

材料（1人分）

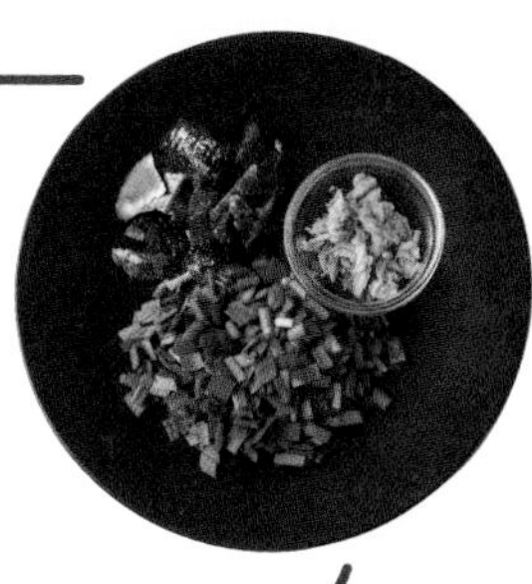

にら（½束・50g）— **小口切り**
ツナ水煮缶（小½缶・35g）
焼きのり（½枚）— **ちぎる**

調味料

しょうゆ…大さじ½

作り方

器ににらとツナ缶を汁ごと入れ、熱湯（200cc）**を注ぐ。のりを散らし、しょうゆで調味する。**

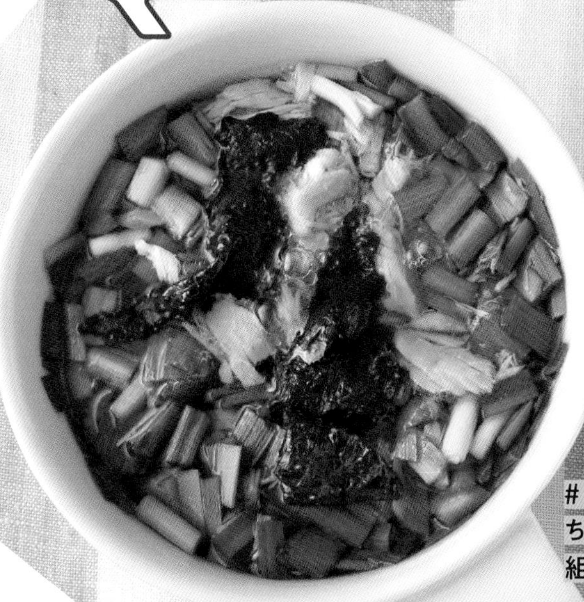

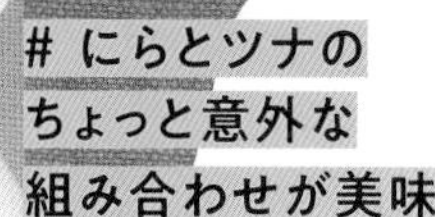

主菜になる
スープ

ブロッコリーと鶏胸肉のスープ

材料（1人分）

ブロッコリー（50g）
— 小房に分ける
鶏胸肉（100g）— 角切り

調味料

塩…小さじ½弱
こしょう…少々
シュレッドチーズ…20g

作り方

湯（200cc）を沸かし、鶏肉とブロッコリーの順に入れ、鶏肉に火を通す。塩、こしょうし、チーズをふる。好みで黒こしょうをふる。

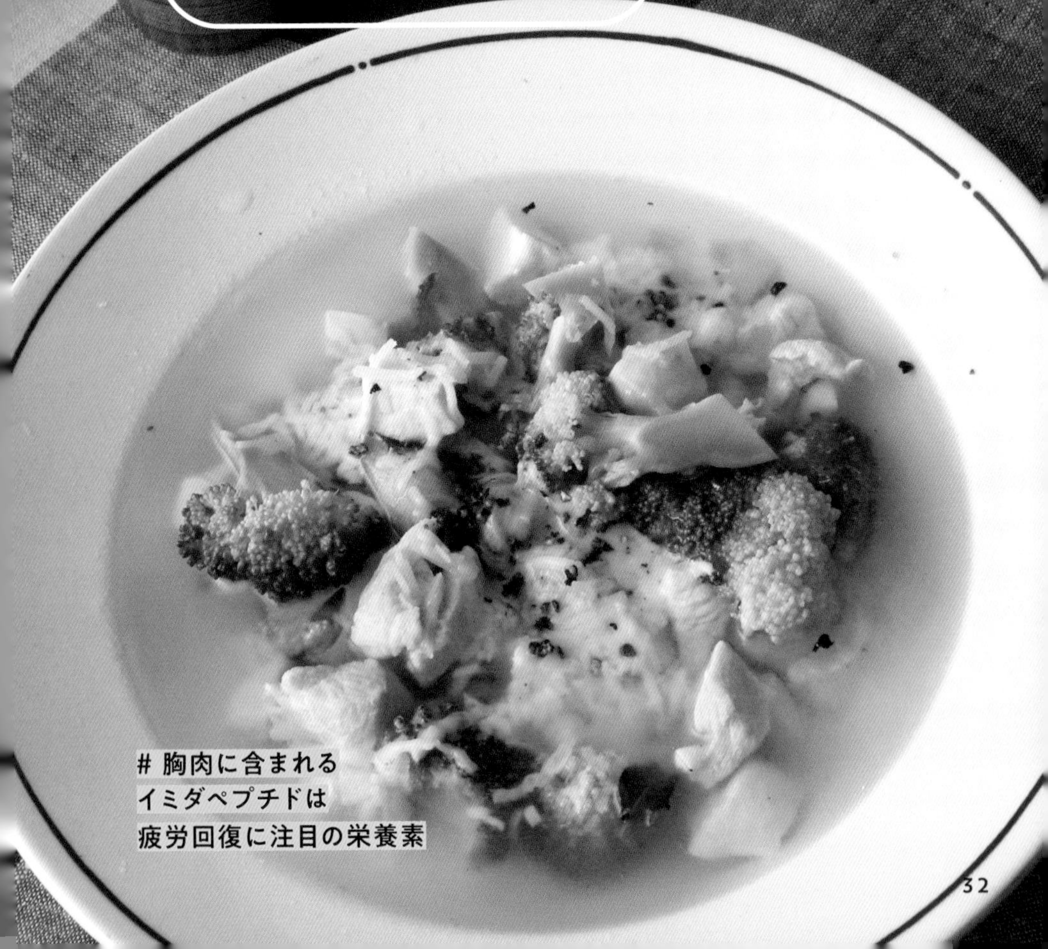

胸肉に含まれる
イミダペプチドは
疲労回復に注目の栄養素

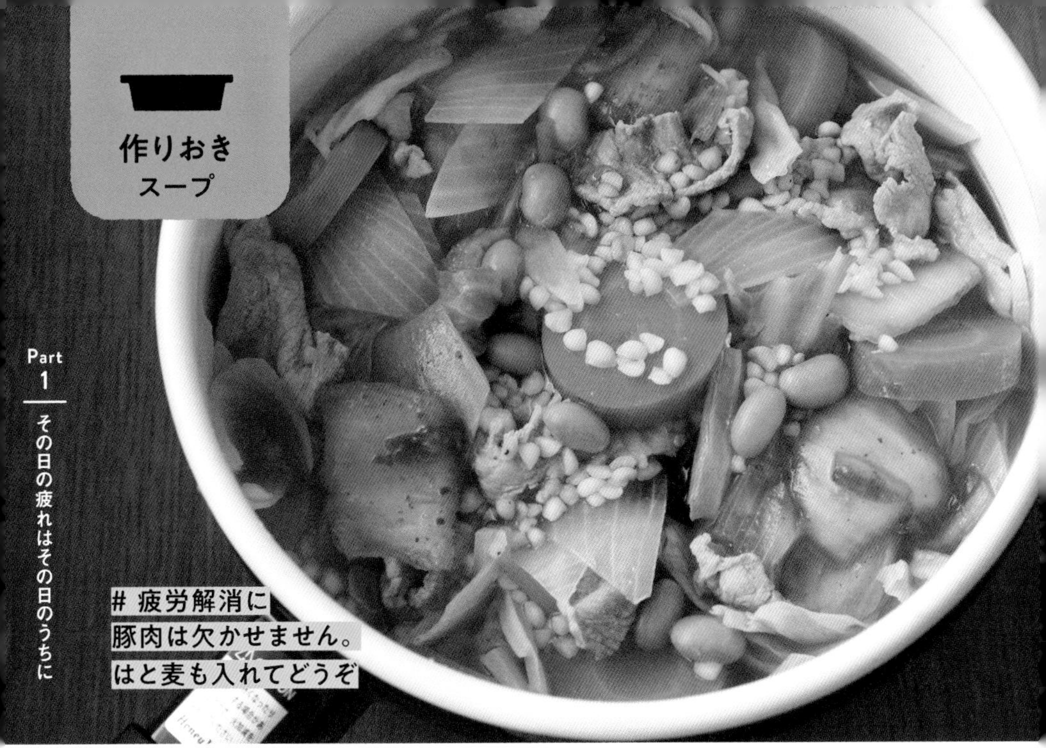

作りおき
スープ

疲労解消に
豚肉は欠かせません。
はと麦も入れてどうぞ

豚小間と野菜と はと麦の食べるスープ

材料（2〜3人分）

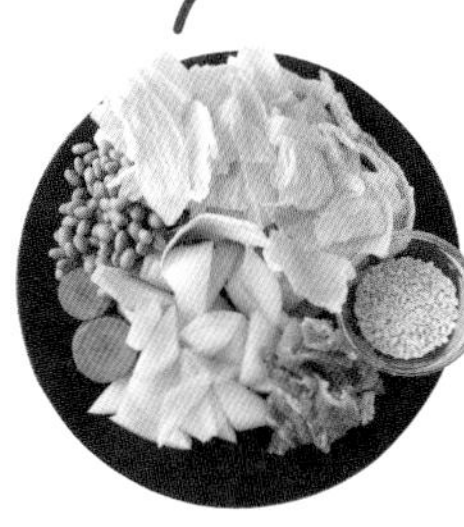

豚小間切れ肉（100g）
にんじん（1/3本・50g）— 輪切り
たまねぎ（1個・200g）— 乱切り
キャベツ（200g）— ざく切り
はと麦（30g）
大豆水煮缶（1缶・100g）— 水をきる
キムチ（30g）

調味料
塩…小さじ1弱
こしょう…少々

作り方

豚肉と野菜を炒め、水（500cc）とはと麦、大豆を加え、ひと煮立ちさせる。弱火にし、アクを取りながら約20分煮て塩、こしょうし、キムチを入れる。

症状

04 少し飲み過ぎた翌日に

摂りたい栄養素

・オルニチン
・クエン酸
・リコピン

アルコールの分解を促す栄養素を

アルコールの大量摂取で弱った肝臓の回復に役立つのが、しじみやしめじに含まれるオルニチンですが、オルニチンはアミノ酸の一種。梅干しやトマトに含まれるのはクエン酸やリコピン。クエン酸は、アルコールの分解で足りなくなったエネルギーを細胞に再度生み出す働きを促進。リコピンはアセトアルデヒド（飲酒したときに発生する有害物質）の働きを抑えてくれます。

しじみ

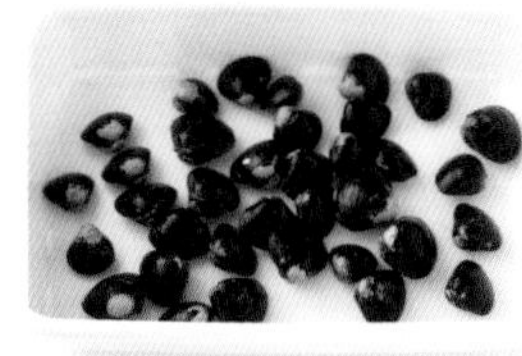

アミノ酸の一種オルニチンが豊富。タウリンやたんぱく質も含み、鉄分やカルシウム、うま味成分のコハク酸も多い。

梅干し

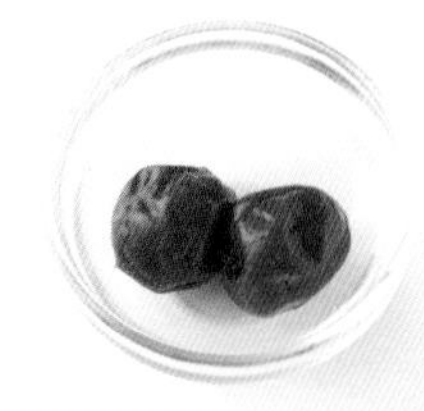

クエン酸やコハク酸、りんご酸などの有機酸が豊富に含まれている。また、ミネラルやカルシウム、鉄分なども多い。

トマト

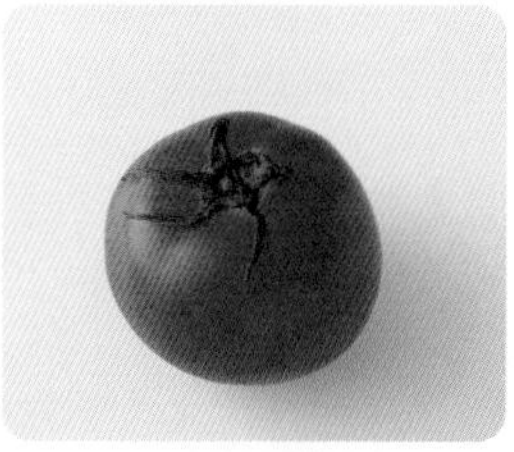

カロテンの一種リコピンが豊富。実よりも種や皮に多く含まれる。うま味成分のグルタミン酸やアスパラギン酸も多い。

その他の食材　ホワイトしめじ（オルニチン）

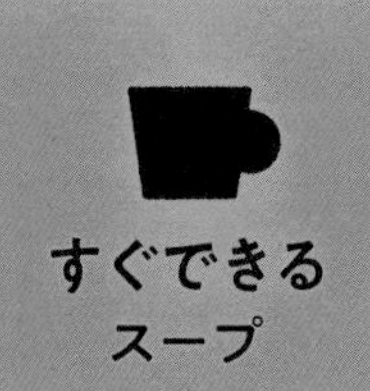

しじみと梅干しのスープ

材料

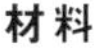

しじみ（100g）
　―砂抜きし、水でしっかり洗う
梅干し（1個）
　―種を取る

作り方

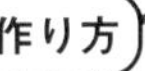

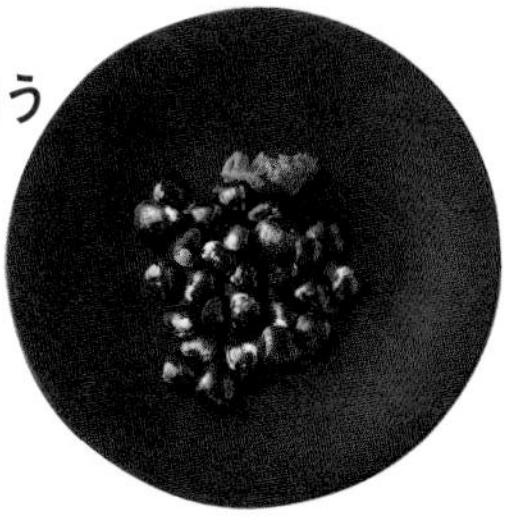

しじみと水（200cc）をひと煮立ちさせ、アクを取り、梅干しを加える。

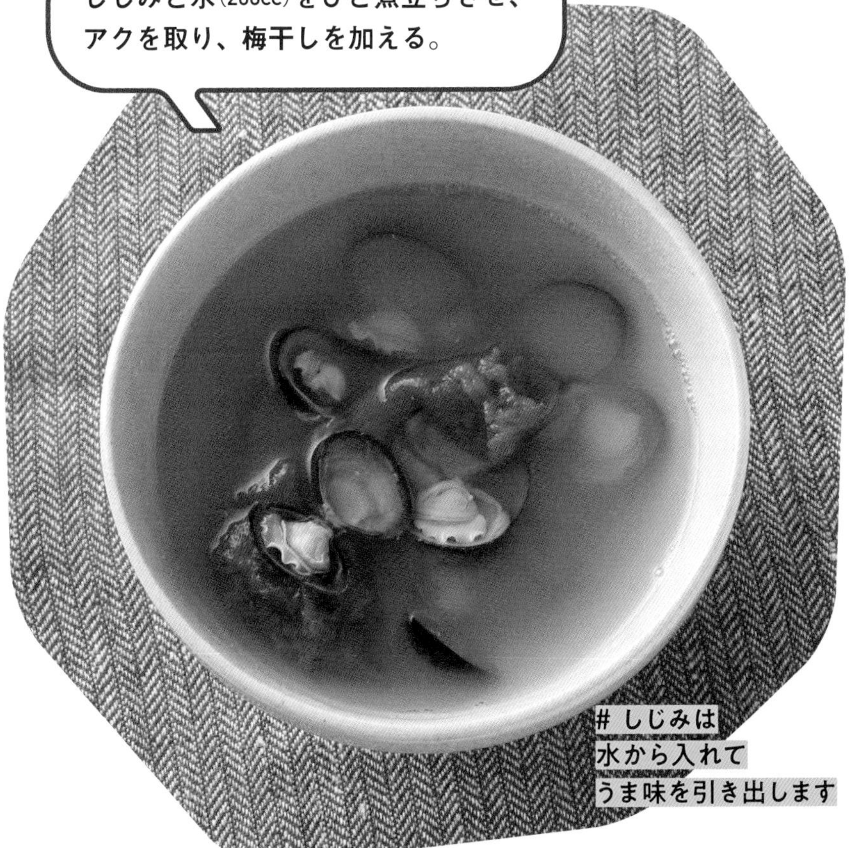

しじみは水から入れてうま味を引き出します

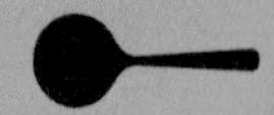

主菜になる
スープ

胃腸にもやさしく
ホッとする味わい。
うま味もたっぷり!

しめじとトマトと豆腐のスープ

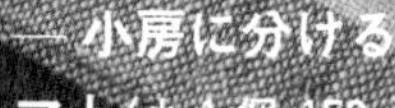

材料(1人分)

ホワイトしめじ(½パック・50g)
— 小房に分ける
トマト(小1個・150g)
— ひと口大に切る
木綿豆腐(½丁・100g)
— ひと口大にちぎる

調味料

塩…小さじ⅓

作り方

水(200cc)としめじ、トマトをひと煮立ちさせ、塩をし、豆腐を加えて温める。

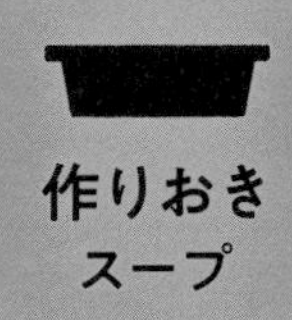

作りおきスープ

しじみとしめじのスープ

材料（2〜3人分）

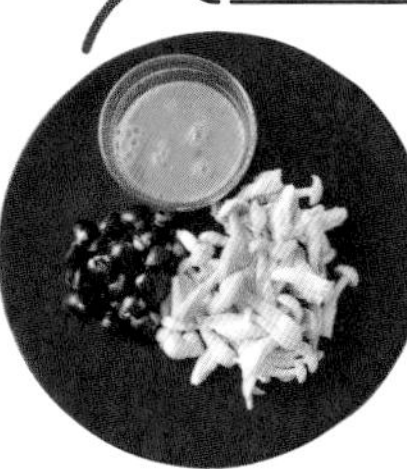

しじみ（100g）
— 砂抜きし、水でしっかり洗う
ホワイトしめじ（1パック・100g）
— 小房に分ける
溶き卵（2個分）

調味料

トマトジュース（無塩）…200cc
塩…小さじ½強
こしょう…少々
白ごま…大さじ1

作り方

水（200cc）としじみ、しめじをひと煮立ちさせ、アクを取り、トマトジュースを注ぐ。塩、こしょうし、卵を回し入れ、ごまを散らす。

しじみは洋風にも。
疲れた肝臓が
元気になります
CAUTION

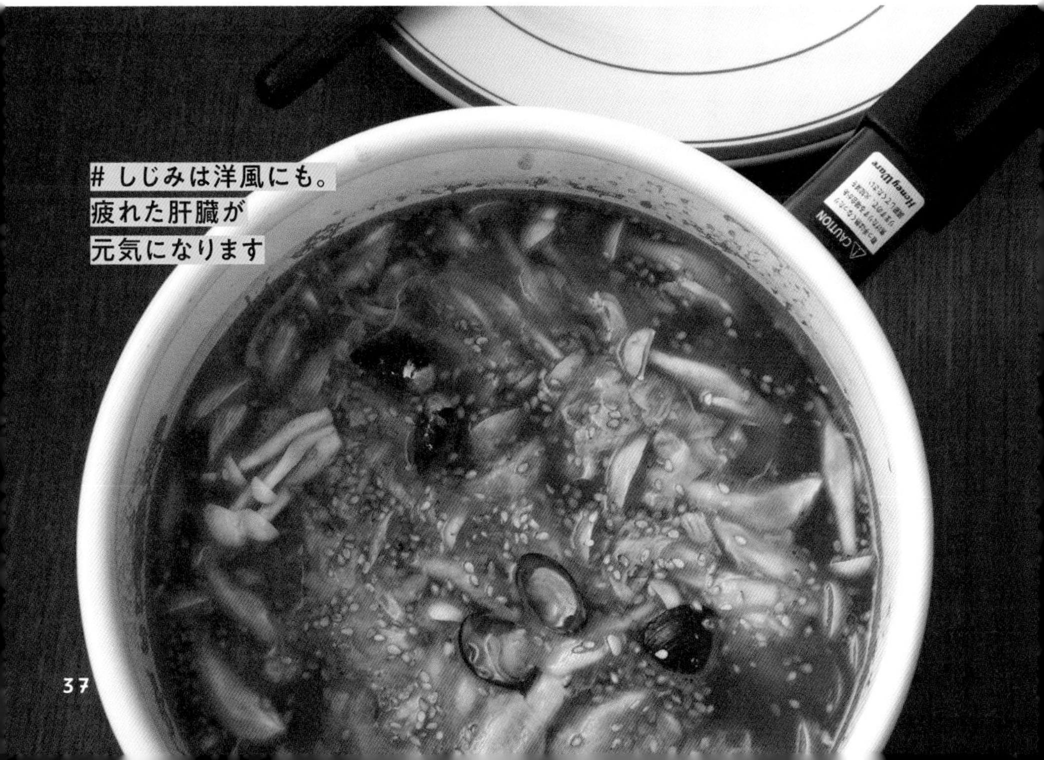

症状

05 肩こりを改善したい

摂りたい栄養素

・ビタミンB1
・ビタミンB2
・ビタミンE

ビタミンB群とEがつらい肩こりに効く

年齢、性別を問わずに肩こりに悩まされている人は多いでしょう。筋肉が硬くなり、血流が悪くなることが原因の1つです。ビタミンB群は細胞がエネルギーを生み出すのに必要な栄養素で、筋肉の働きを保つ役割があります。長ねぎ、たまねぎに含まれる硫化アリルはビタミンB1の吸収を助けます。ビタミンEは抗酸化作用があり、血管を広げ、血行をよくします。

豚肉

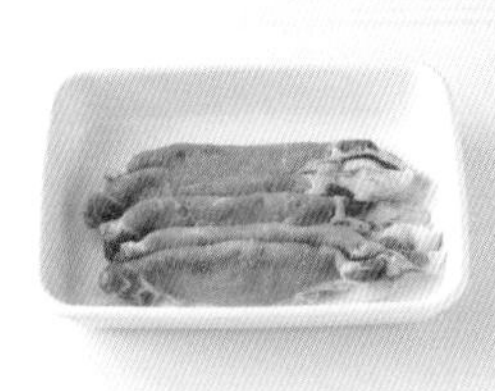

ビタミンB1の宝庫で牛肉の6〜10倍ともいわれている。他にもたんぱく質やリン、カリウム、亜鉛などミネラルも豊富。

さば缶

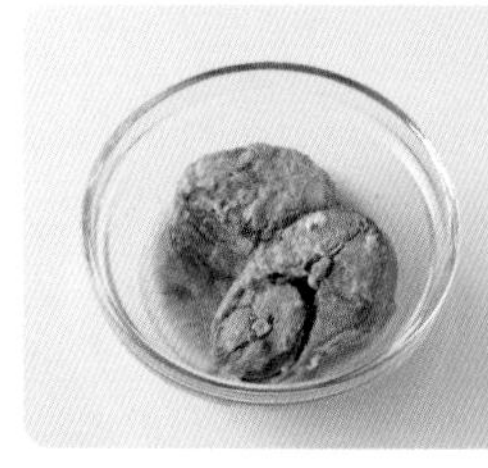

ビタミン群が多く、特にビタミンB1が豊富。カルシウムやビタミンDは生のさばよりも多く含まれている。

アボカド

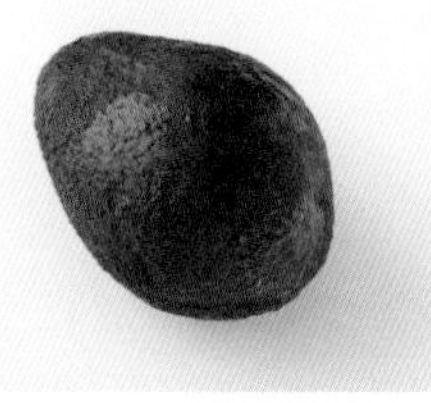

ビタミンEや不飽和脂肪酸、鉄分、食物繊維が多く含まれる。他にもビタミンB1、B2など果物には類がないほど豊富。

その他の食材　ナッツ類（ビタミンE）

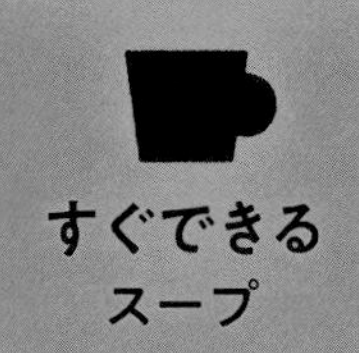

アボカドと長ねぎの和風スープ

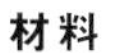

アボカド(½個・75g) — **つぶす**
長ねぎ(20g) — **小口切り**

調味料

しょうゆ…小さじ2

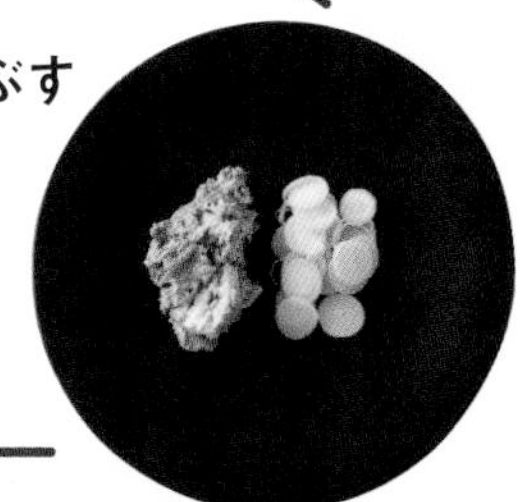

作り方

器にアボカドと長ねぎを入れ、熱湯(200cc)を注ぎ、しょうゆで調味する。よく混ぜ合わせる。

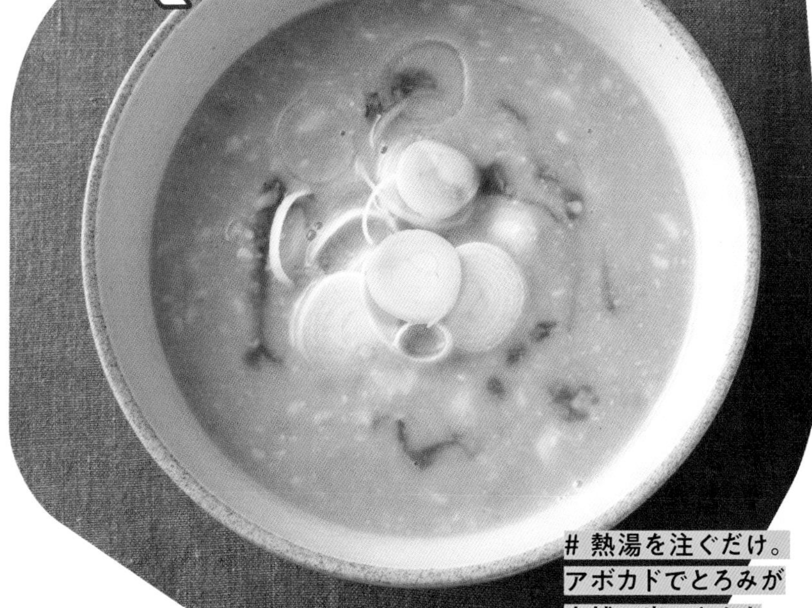

 # 熱湯を注ぐだけ。アボカドでとろみが自然に出てきます

さば缶とたまねぎとしょうがのみそスープ

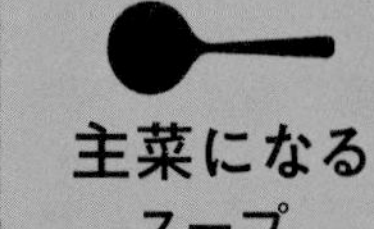

材料（1人分）

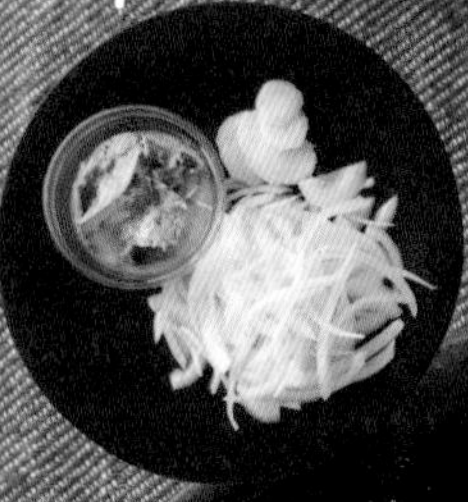

さば水煮缶（½缶・100g）
たまねぎ（½個・100g）
— 薄切り
しょうが（10g）— 薄切り

調味料

みそ…大さじ1
ごま油…大さじ1

作り方

水（200cc）とたまねぎ、しょうがにフタをし、しんなりするまで蒸し煮にする。さば缶を汁ごと加え、ひと煮立ちさせ、みそで調味し、ごま油を回し入れる。お好みで七味唐辛子をふる。

しょうがや七味で血行促進! さわやかな香りも◎

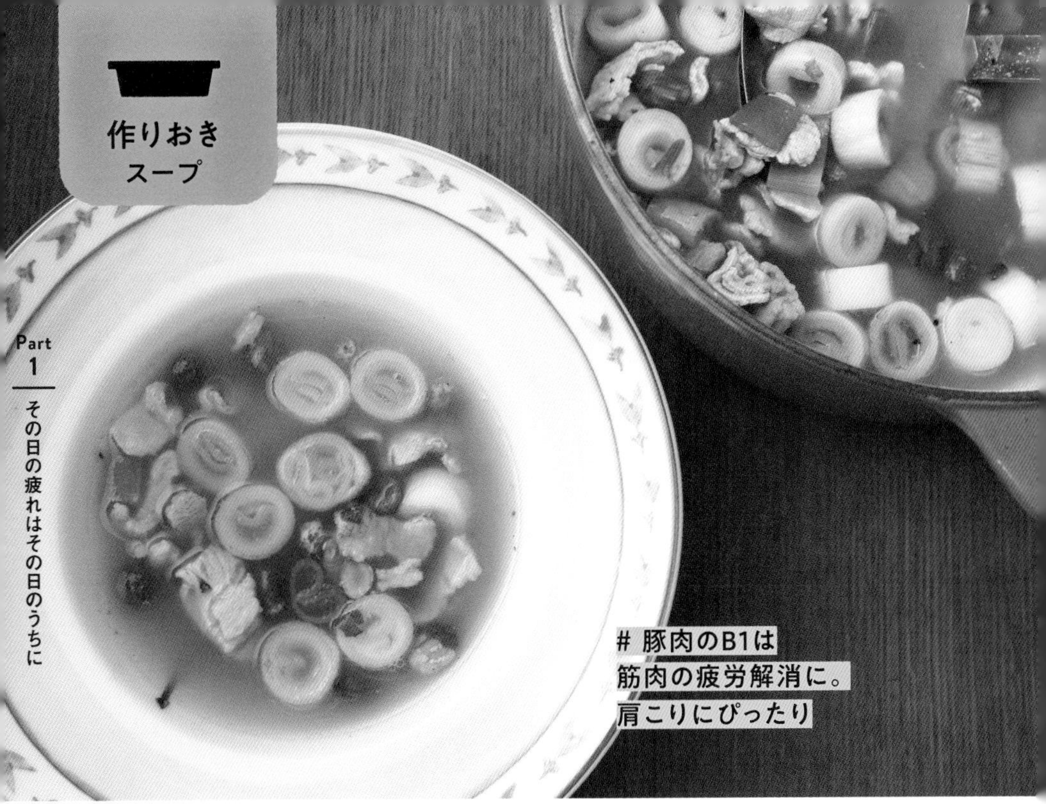

豚肉のB1は
筋肉の疲労解消に。
肩こりにぴったり

豚肉と長ねぎとピーナッツのスープ

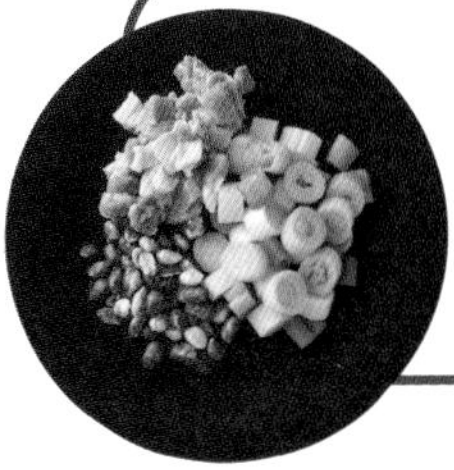

材料（2〜3人分）

豚ロース肉（100g）— **薄切り**
長ねぎ（100g）
　— **厚めの小口切り**
ピーナッツ（30g）

調味料
塩…小さじ3/4
こしょう…少々

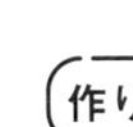

作り方

豚肉と長ねぎをよく混ぜ合わせ、フタをし、しんなりするまで蒸し煮にする。水（400cc）**とピーナッツを加え、ひと煮立ちさせ、塩、こしょうする。**

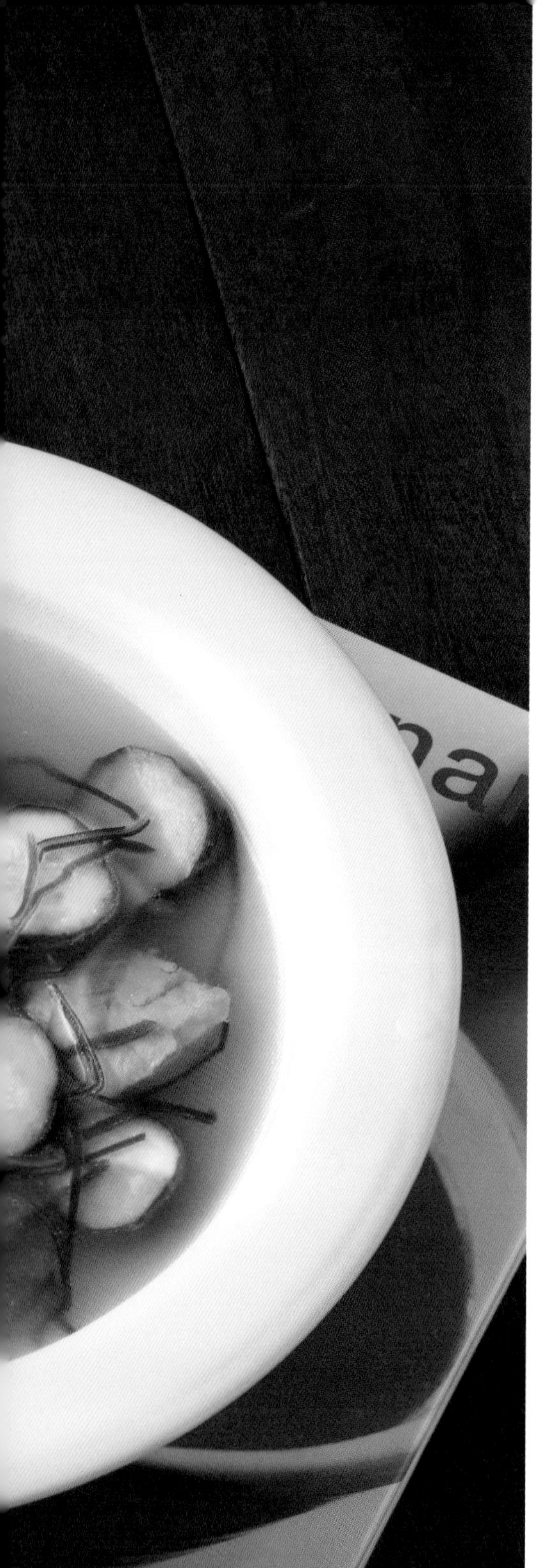

PART
2

慢性的な不調にしっかり効く

便秘／むくみ／肌荒れ／冷え性／ストレス／不眠症／口内炎

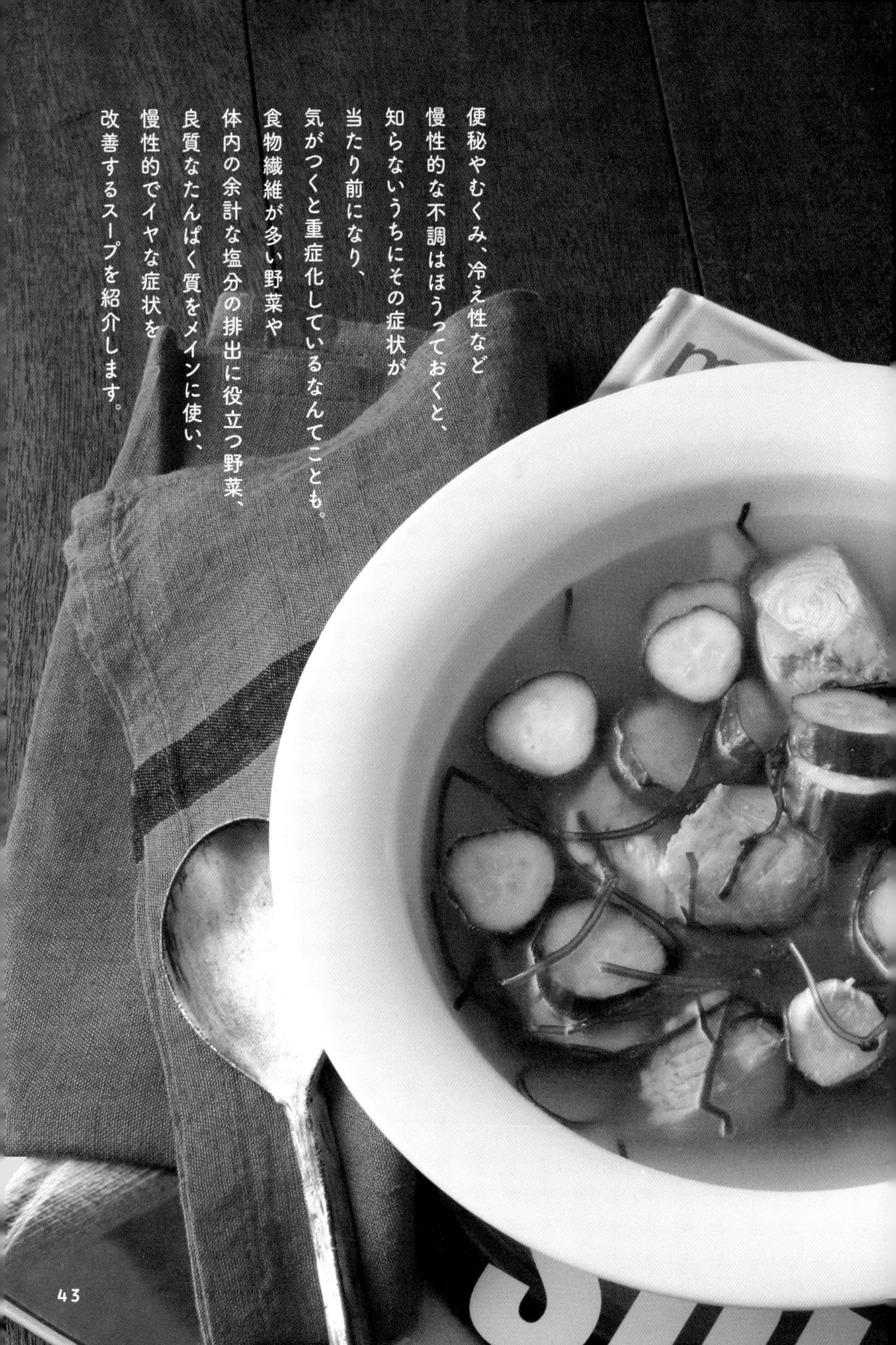

便秘やむくみ、冷え性など
慢性的な不調はほうっておくと、
知らないうちにその症状が
当たり前になり、
気がつくと重症化していることも。
食物繊維が多い野菜や
体内の余計な塩分の排出に役立つ野菜、
良質なたんぱく質をメインに使い、
慢性的でイヤな症状を
改善するスープを紹介します。

症状

06 便秘ぎみな腸をすっきりと

摂りたい栄養素
・不溶性食物繊維
・乳酸菌
・オリゴ糖

腸内環境を整える乳酸菌や食物繊維を

食物繊維は水溶性と不溶性がありますが、特に不溶性は便秘の解消につながります。乳酸菌はキムチやみそ、ヨーグルトなどの発酵食品に多く含まれる菌で、植物性乳酸菌と動物性乳酸菌があります。どちらも便秘やお腹の張りなどの改善に役立ちます。オリゴ糖や食物繊維は腸内の善玉菌のエサになり、善玉菌を増やす働きをし、腸内環境を整えて便通を促します。

おから(パウダー)

豆腐を作る過程で出るおから。パウダーは乾燥させたもの。不溶性食物繊維やイソフラボン、レシチンなどが豊富。

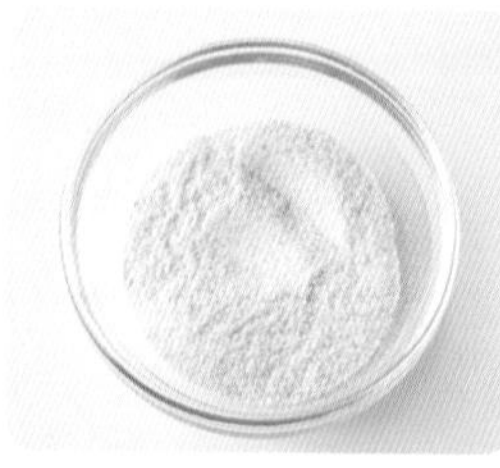

キムチ

乳酸菌やカプサイシンなどが豊富。キムチに含まれる植物性の乳酸菌は生きたまま腸に届きやすいラクトバチルス。

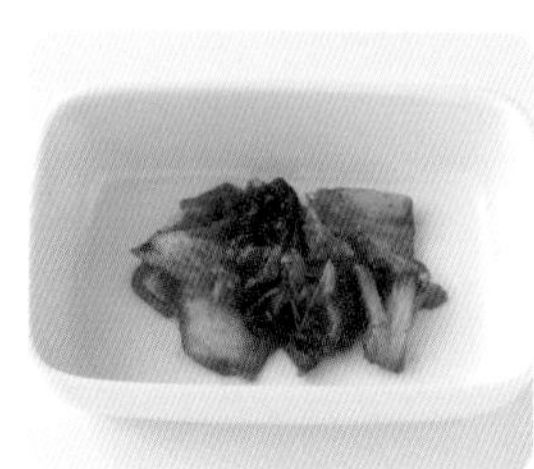

枝豆

オリゴ糖、たんぱく質、食物繊維、脂質、ビタミンB群、カリウムなどが含まれている。薄皮ごと食べるのがおすすめ。

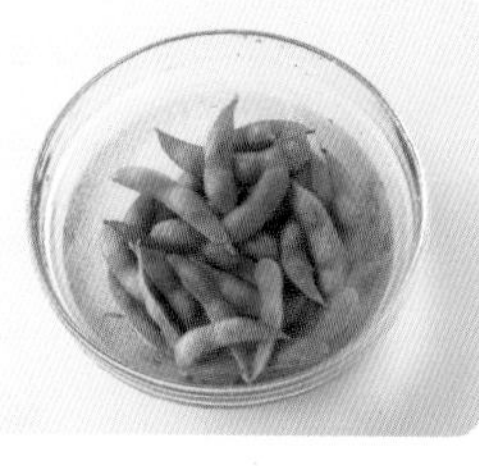

その他の食材
わかめ、ごぼう、昆布、コーン、枝豆、こんにゃく、粉寒天、大豆（食物繊維)、たまねぎ（オリゴ糖)

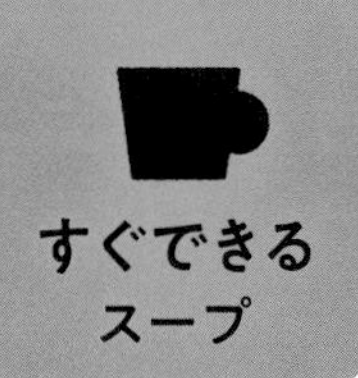

おからとわかめのみそスープ

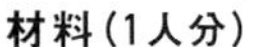

材料（1人分）

おからパウダー（9g）
乾燥わかめ（5g）— **戻す**

調味料

みそ…大さじ1弱
粉寒天…4g

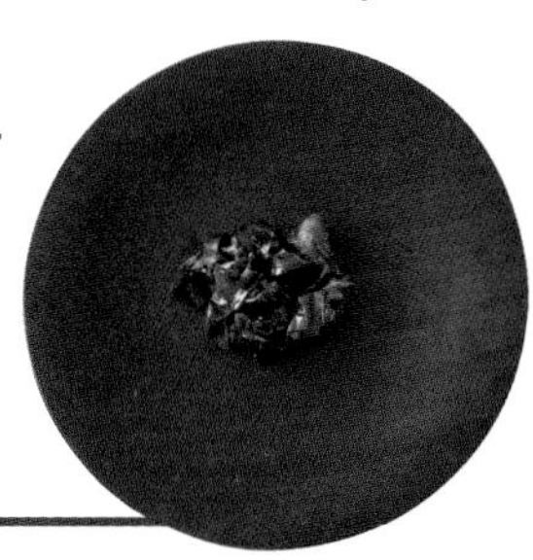

作り方

器に材料全部を入れ、熱湯（200cc）**を注ぎ、混ぜ合わせる。**

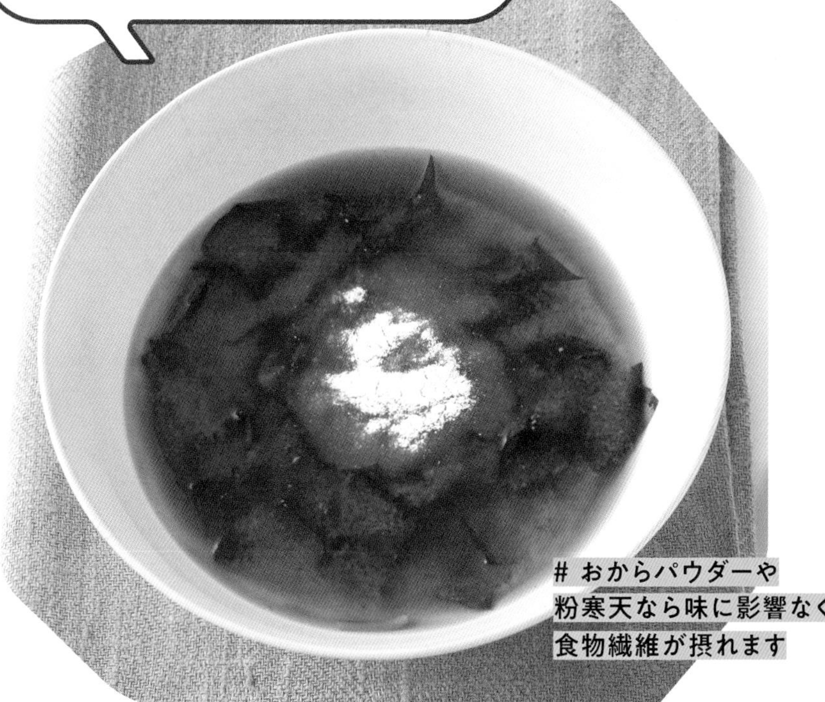

おからパウダーや粉寒天なら味に影響なく、食物繊維が摂れます

主菜になる
スープ

大豆とたまねぎと ひじきのピリ辛スープ

材料(1人分)

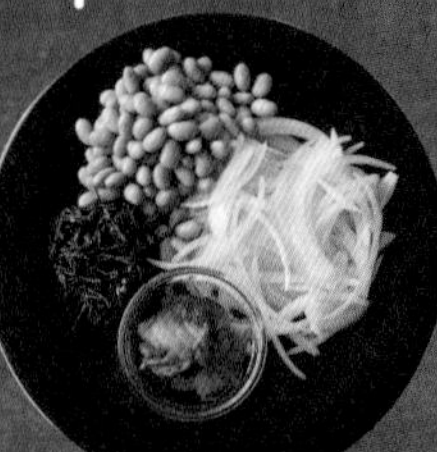

大豆水煮缶(1缶・100g)
— 水をきる
たまねぎ(½個・100g) — 薄切り
乾燥ひじき(3g)
— 熱湯で5分浸して戻す
キムチ(30g)

調味料

ごま油…大さじ½
塩…小さじ½弱

作り方

ごま油でたまねぎとひじきを炒め、水(200cc)と大豆を加え、ひと煮立ちさせ、塩をする。キムチをのせる。

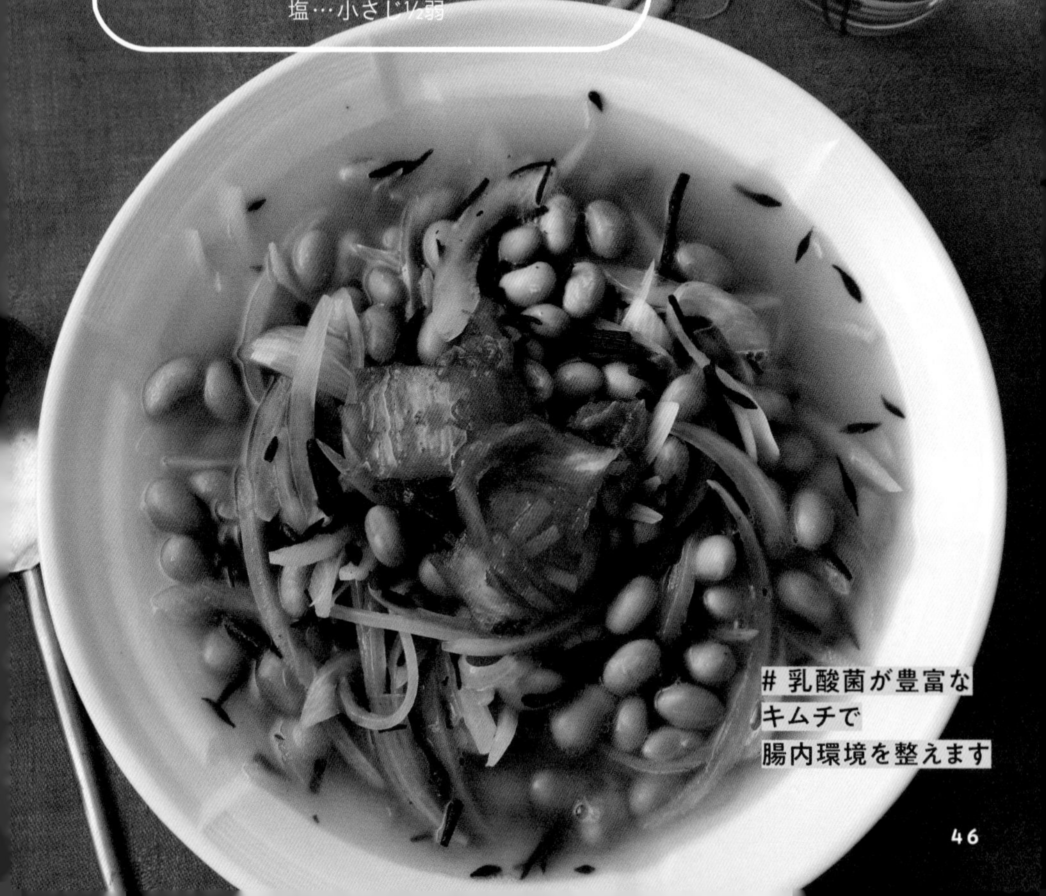

乳酸菌が豊富なキムチで腸内環境を整えます

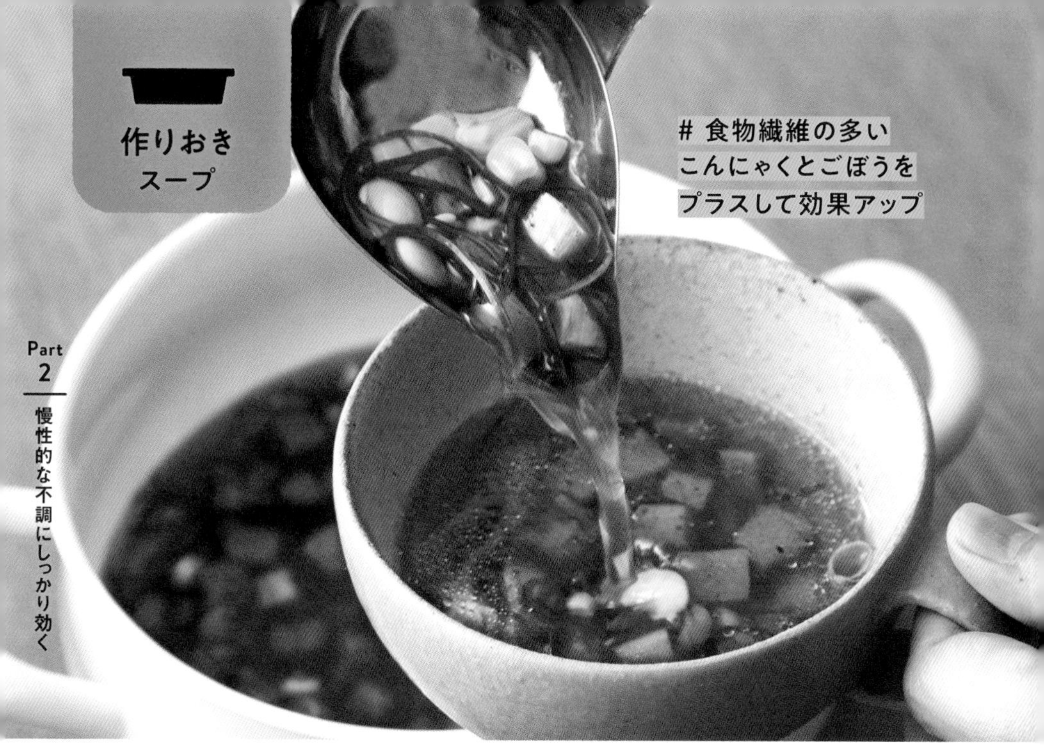

作りおき
スープ

食物繊維の多い
こんにゃくとごぼうを
プラスして効果アップ

食物繊維たっぷりスープ

材料（2〜3人分）

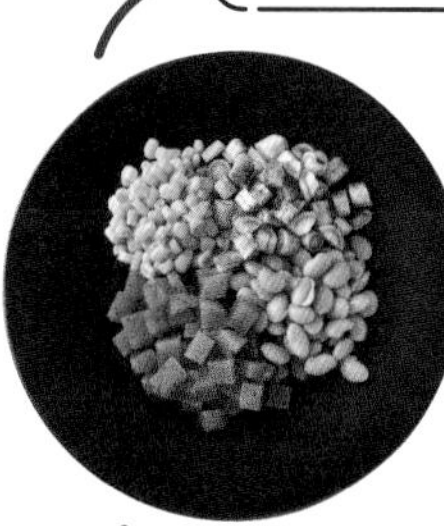

こんにゃく（100g）
ごぼう（50g）
— ともに枝豆大に切る
刻み昆布（3g）
コーン水煮缶（50g）
枝豆（正味50g）

調味料

ごま油…大さじ1
しょうゆ…大さじ1 ½

作り方

こんにゃくを乾煎りし、ごま油とごぼうを入れ、炒める。水（400cc）を注ぎ、刻み昆布、コーン缶を汁ごと加えてひと煮立ちさせる。枝豆を入れ、しょうゆで調味する。

症状

07 むくみがなかなか取れない

摂りたい栄養素
・ビタミンE
・カリウム

ビタミンEで血行促進、カリウムで塩分を排出

体内の水分のバランスが崩れて起こるのがむくみですが、むくみの多くは病的なものではありません。原因の1つといわれているのが塩分の摂り過ぎです。ビタミンEは血行を促進して血管を広げてむくみを予防。カリウムは体内の余計な塩分（ナトリウム）を排出する働きがあります。エリンギに含まれるβグルカンにもむくみ予防の効果が期待できます。

かぼちゃ

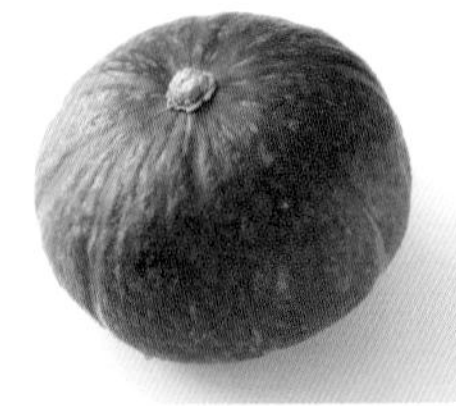

血行を促すビタミンEが豊富。血行がよくなることで末梢神経が広がり、むくみ予防に。体のさびを取る抗酸化作用も。

きゅうり

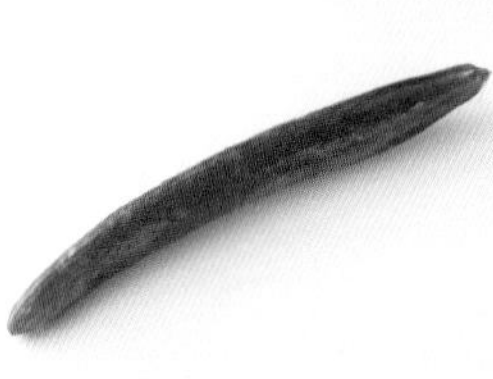

約95%が水分だが、利尿作用のあるカリウムが豊富。ビタミンC、K、食物繊維、表面の緑色にβカロテンも含まれている。

たけのこ

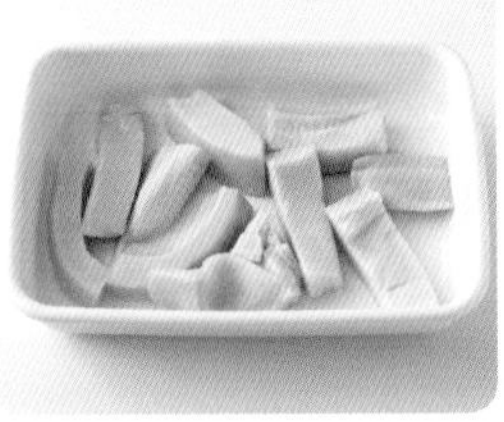

カリウムや食物繊維、アミノ酸の一種チロシン、グルタミン酸、アスパラギン酸、亜鉛などが含まれている。食感もいい。

その他の食材　鮭（ビタミンE）、エリンギ（カリウム）

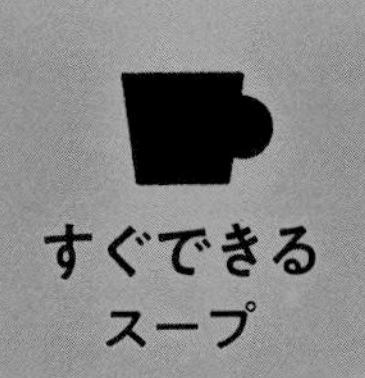

すぐできるスープ

かぼちゃのスープ

材料（1人分）

かぼちゃ（200g）
— **ひと口大に切り、ラップをし、4〜5分レンチン**

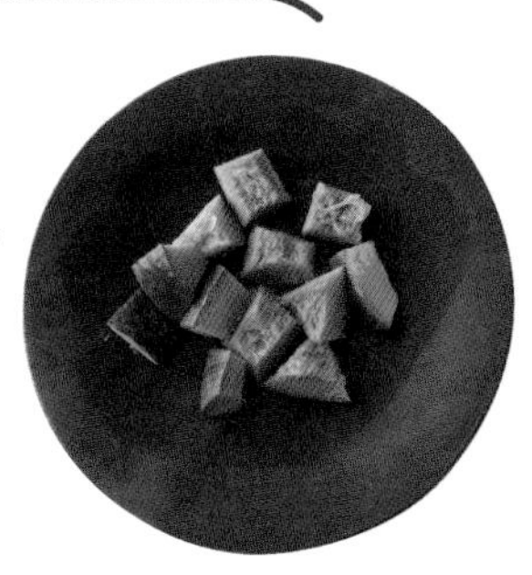

調味料

塩…少々
黒こしょう…適量

作り方

器に材料、調味料全部を入れ、水（200cc）**を注ぐ。**

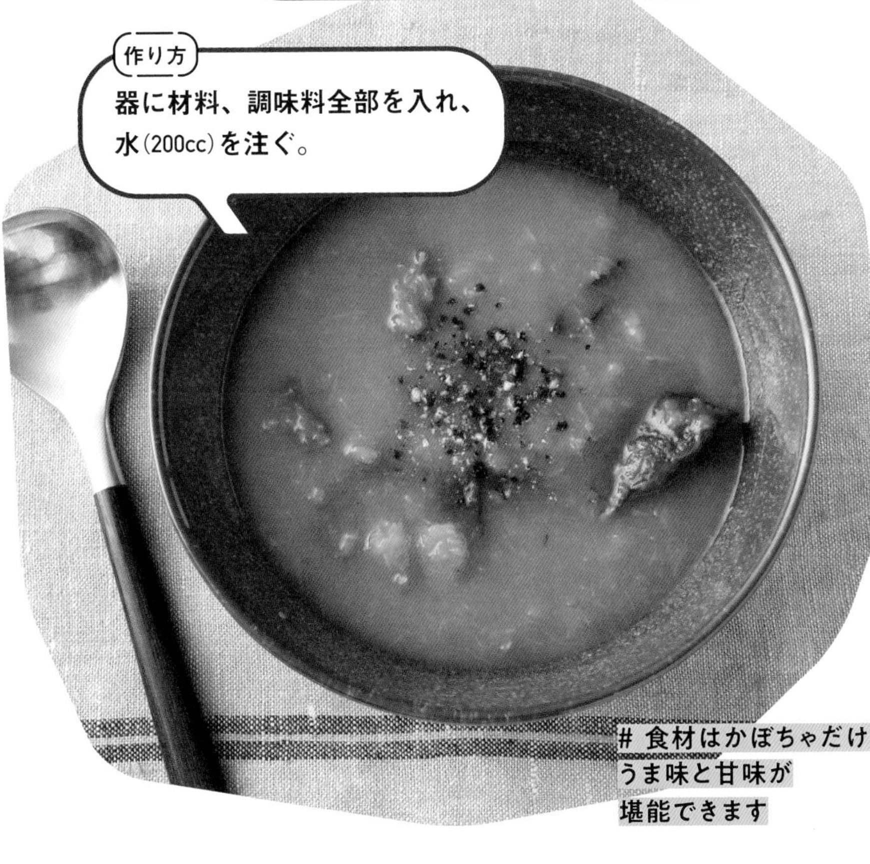

 # 食材はかぼちゃだけ! うま味と甘味が堪能できます

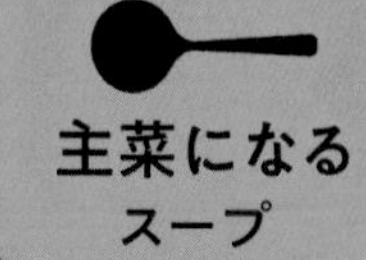

主菜になるスープ

きゅうりと鮭のスープ

材料（1人分）

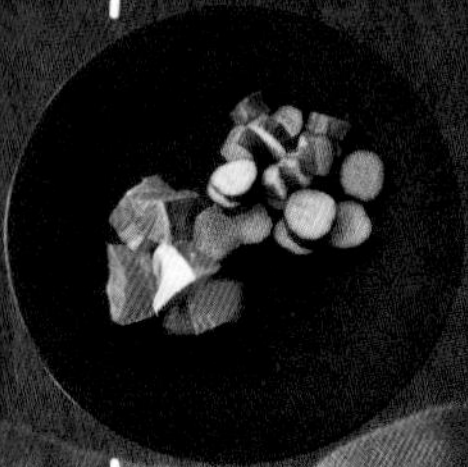

きゅうり（1本・100g）— 輪切り
生鮭（1切れ・80g）
　— ひと口大に切る
刻み昆布…2g

調味料

スイートチリソース…大さじ1
塩…小さじ$1/3$

作り方

水（200cc）ときゅうり、刻み昆布をひと煮立ちさせ、鮭を加えて火を通し、スイートチリソースと塩で調味する。

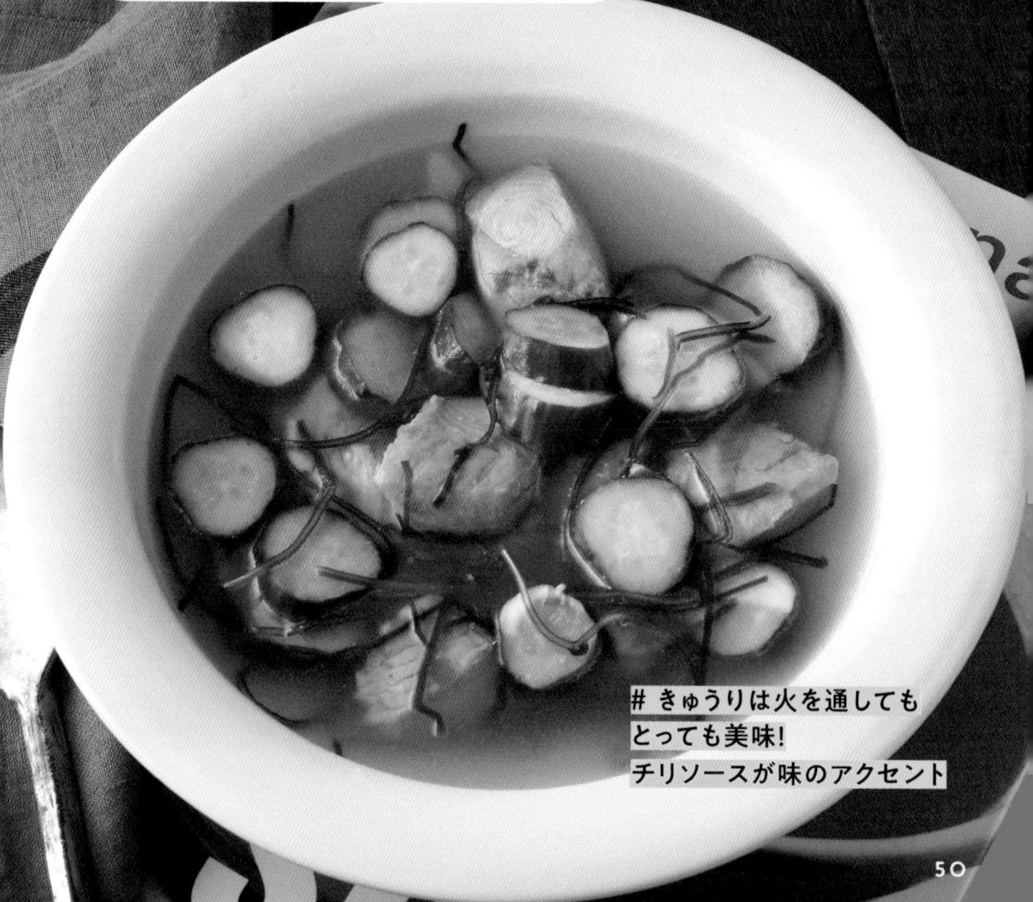

きゅうりは火を通してもとっても美味！チリソースが味のアクセント

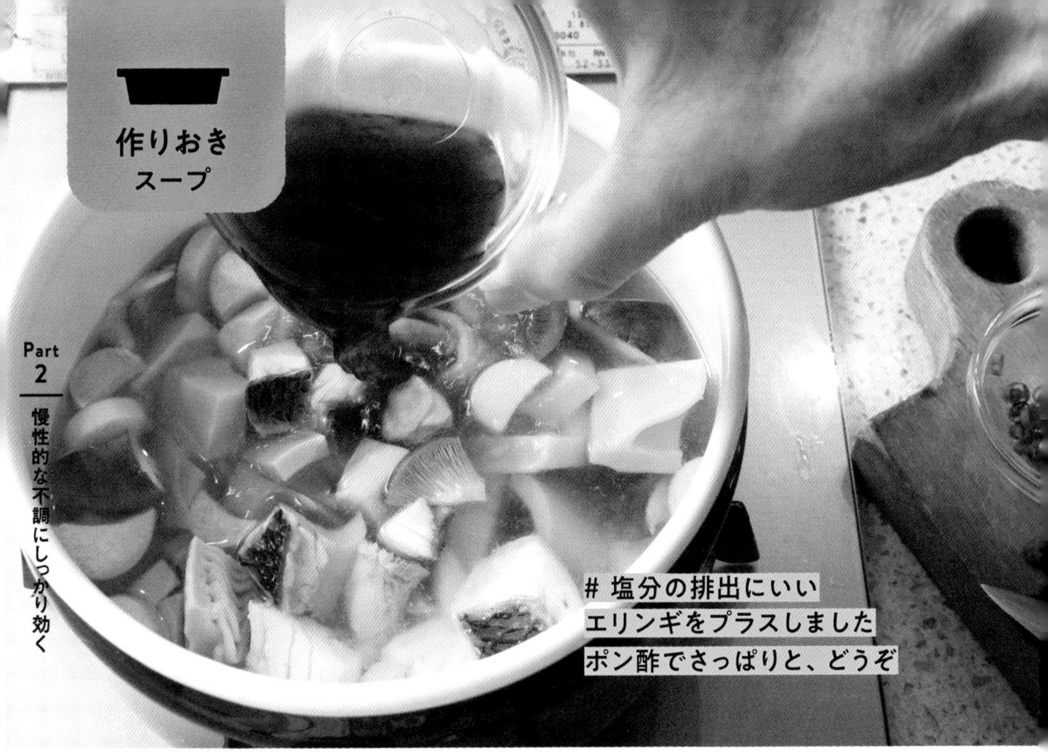

作りおき
スープ

塩分の排出にいい
エリンギをプラスしました
ポン酢でさっぱりと、どうぞ

エリンギとたけのこと鯛のスープ

材料(2～3人分)

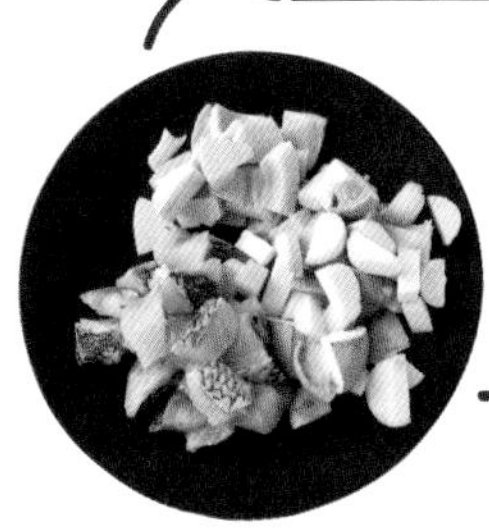

エリンギ(1パック・100g)
たけのこの水煮(100g)
鯛(2切れ・160g)
— すべてひと口大に切る

調味料
ポン酢…大さじ3
万能ねぎ…適宜

作り方

水(400cc)とエリンギ、たけのこをひと煮立ちさせ、鯛を加えて火を通し、ポン酢で調味する。あれば万能ねぎを散らす。

症状

08 肌荒れが気になる

摂りたい栄養素

・ビタミン群
・たんぱく質

ビタミン群で肌の再生、たんぱく質で美肌を

ビタミン群は美肌を保つには欠かせない栄養素。新陳代謝を促し、肌荒れや湿疹を予防するビタミンB6、皮膚の粘膜を保護するビタミンAはカサつきやシワなどを防ぐのに必要です。シミの予防にはC、細胞の再生はB2でB6が含まれる食材と一緒に摂るとよりいいといわれています。たんぱく質の一種コラーゲンも美肌作りには大切な栄養素です。

ちんげん菜

ビタミンCをはじめ、βカロテンやカリウムも豊富。特にビタミンCとβカロテンは肌の健康を保つのに欠かせない栄養素。

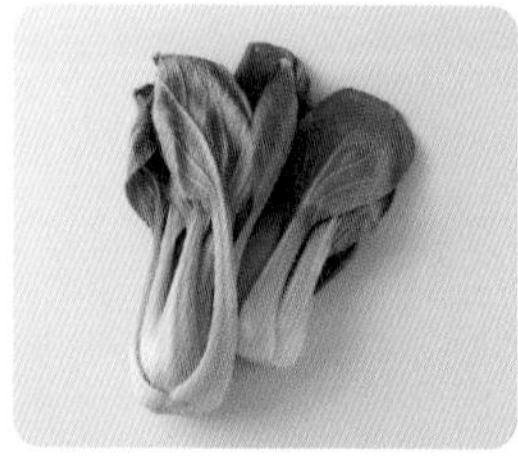

鶏手羽元肉

たんぱく質の一種コラーゲン、ビタミンA、K、カルシウムなどが豊富。煮るとコラーゲンが出やすくなる。

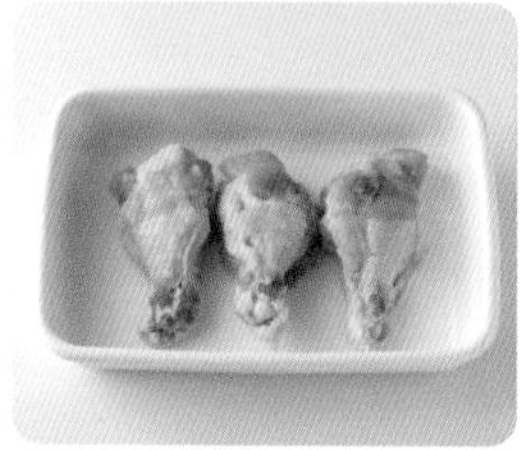

はと麦

たんぱく質、食物繊維、ビタミンB2などが豊富。新陳代謝を高め、シミやそばかすの改善、肌の保湿などにもいい。

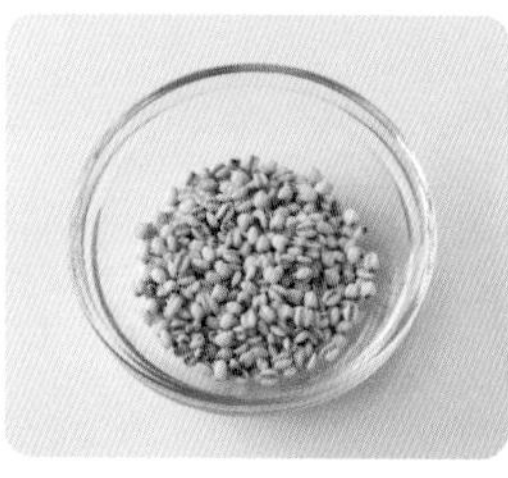

その他の食材　ツナ、鶏もも肉（たんぱく質）、レモン、れんこん（ビタミンC）、大豆（ビタミンB、たんぱく質）、ごま（ビタミン群）

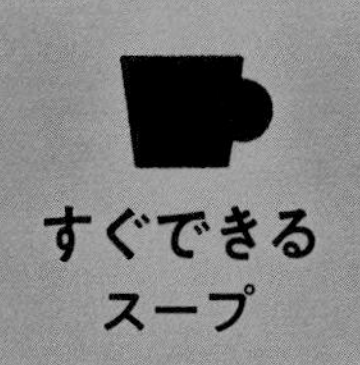

ちんげん菜とツナの冷製スープ

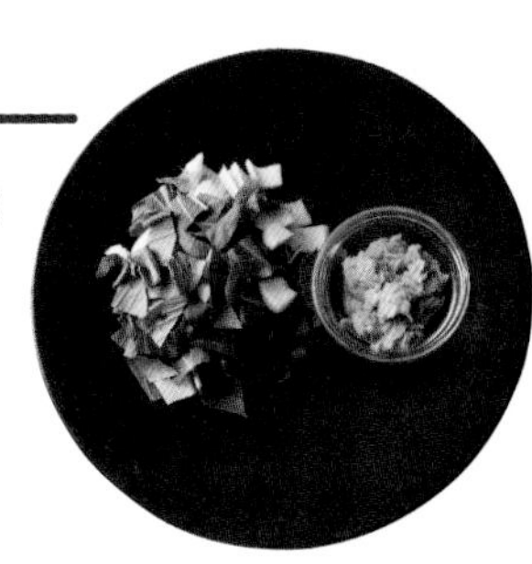

材料（1人分）

ちんげん菜(50g) — **角切り**
ツナ水煮缶(小½缶・35g)
豆乳(200cc)

調味料

みそ…小さじ2強
すりごま…大さじ1

作り方

器にみそとすりごまを混ぜ合わせ、豆乳を少しずつ注ぎ、のばす。ちんげん菜とツナ缶を汁ごと加え、混ぜ合わせる。

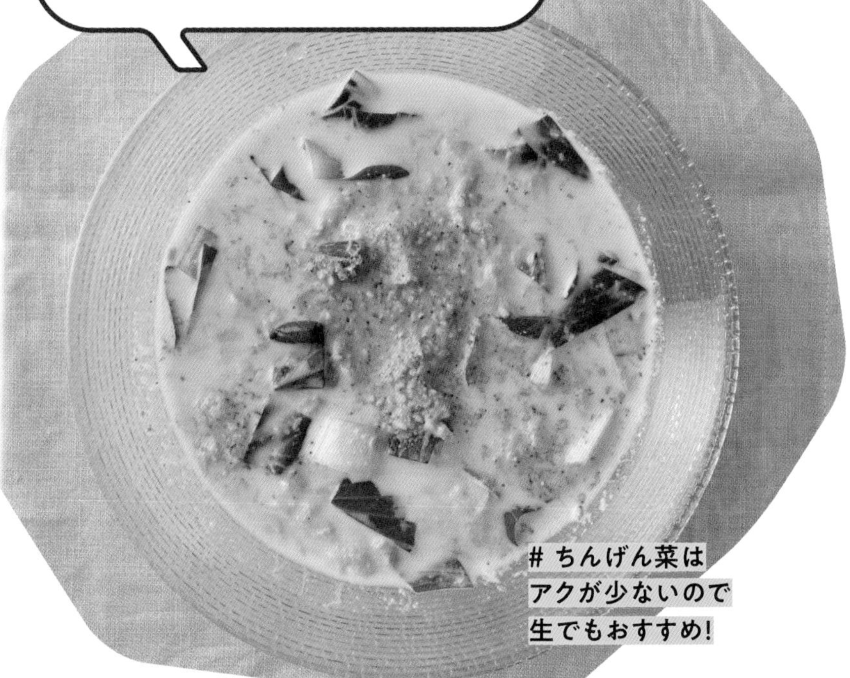

ちんげん菜はアクが少ないので生でもおすすめ!

主菜になる
スープ

鶏手羽元とれんこんのレモンスープ

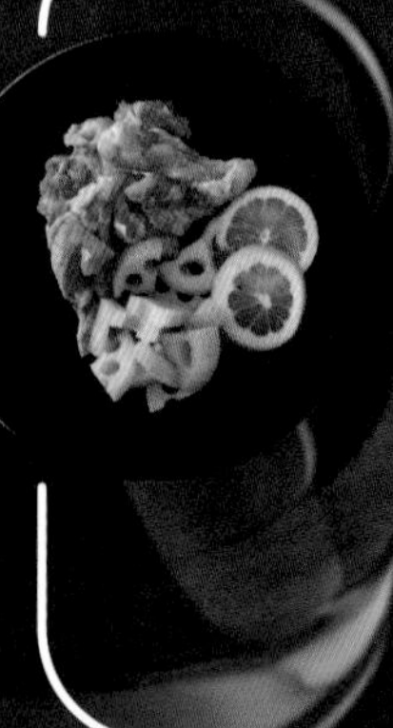

材料（1人分）

鶏手羽元肉（3本）
— 骨に沿って縦に切り込みを入れる
れんこん（50g）
— ひと口大に切る
レモンスライス（3枚）

調味料

塩…小さじ⅔弱
こしょう…少々

作り方

鶏肉をこんがり焼き、水（300cc）とれんこんを入れ、鶏肉に火が通るまで煮る。レモンを加え、塩、こしょうする。

ゼラチン質の多い
鶏手羽元肉はお肌に◎。
レモンでさっぱりと

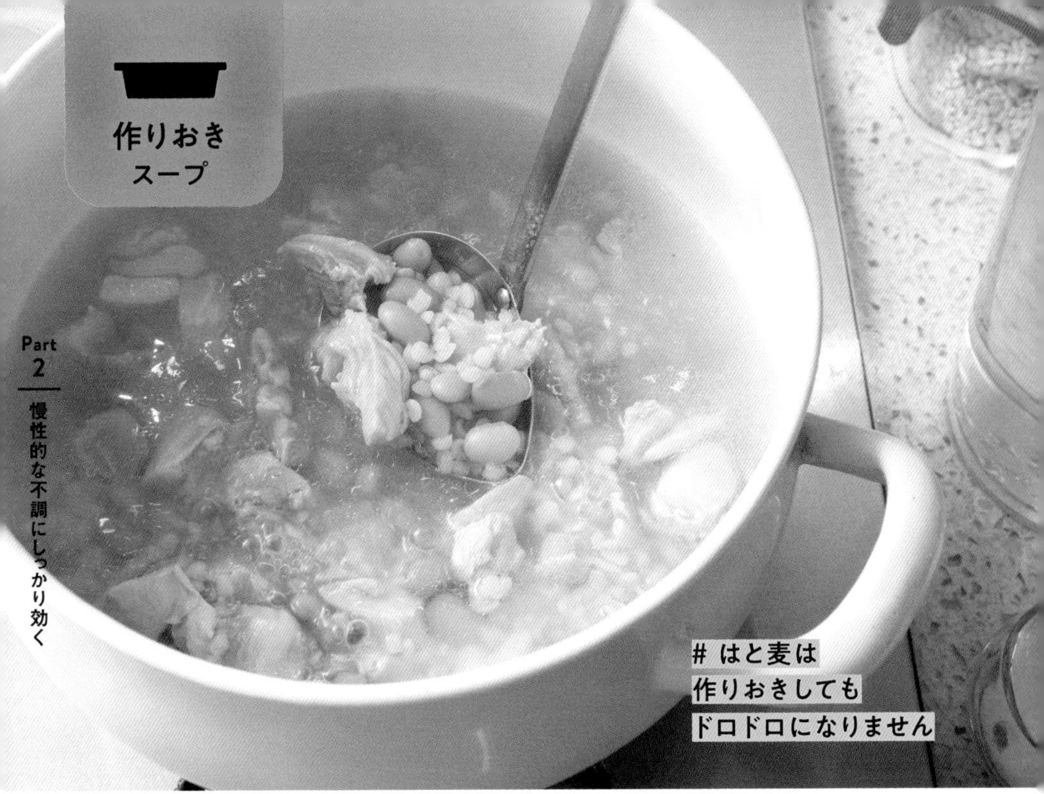

作りおき
スープ

はと麦は
作りおきしても
ドロドロになりません

鶏もも肉とはと麦のスープ

材料（2〜3人分）

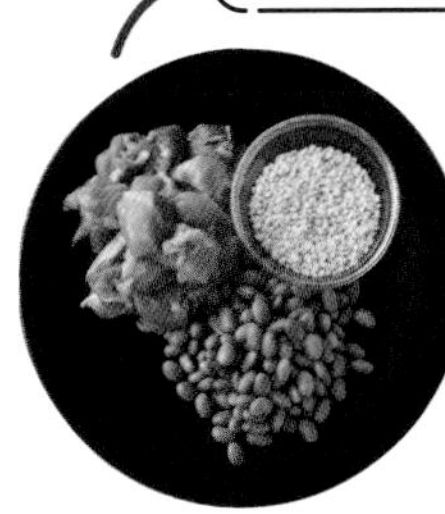

鶏もも肉(300g)
　— ひと口大に切る
はと麦(50g)
大豆水煮缶(１缶・100g) — 水をきる

調味料
塩…小さじ１
こしょう…少々

作り方

水(500cc)と鶏肉をひと煮立ちさせ、はと麦を加え、はと麦の袋の表示時間通りに煮る。大豆を入れ、塩、こしょうする。

症状

09 冷え性で体がいつも冷たい

摂りたい栄養素

・たんぱく質
・ビタミンE
・ビタミンC

体の中から温める栄養素を摂取

冷え性は、免疫力が低下し、体調に支障をきたすことがあります。たんぱく質は体内のさまざまな反応の過程で熱を生産するので、しっかり摂ると、体の中からポカポカに。抗酸化作用の強いビタミンEやジンゲロールは抹消の血管を広げて血行を促進し、血行不良による冷えをやわらげてくれます。ビタミンCは自律神経を整え、冷え性の改善に期待できます。

卵

たんぱく質や脂質、ビタミンA、B6、E、レシチンなどが含まれている。足りないのはビタミンCと食物繊維ぐらい。

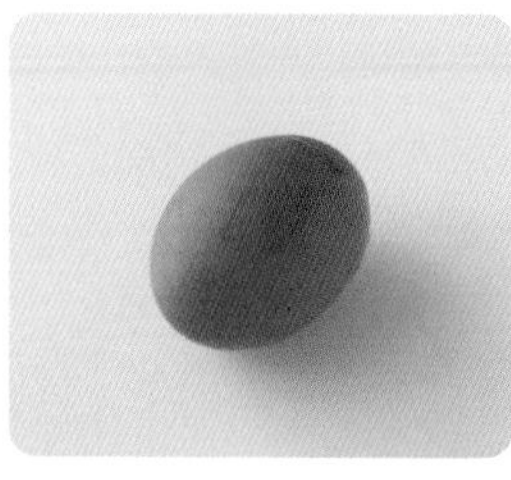

しょうが

辛み成分のジンゲロールが豊富。このジンゲロールを加熱するとできるのがショウガオールとジンゲロン。

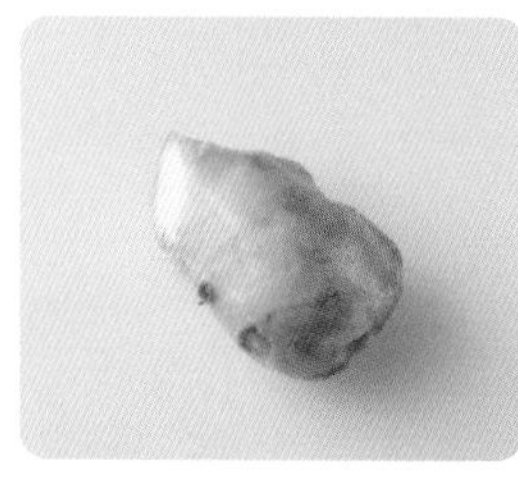

小松菜

ビタミンC、A、カルシウム、食物繊維などが豊富。特にビタミンA、Cは自律神経を整え、冷えの解消につながる。

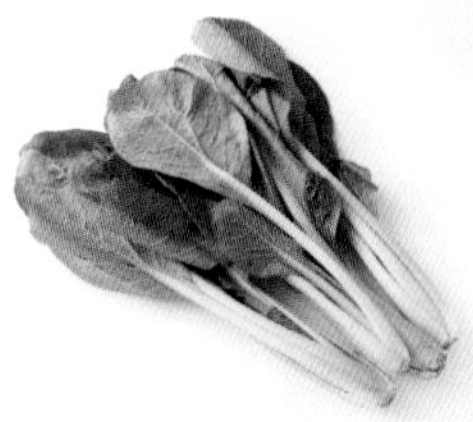

その他の食材 牛乳、しらす、豚肉（たんぱく質）、ミニトマト（ビタミンC）

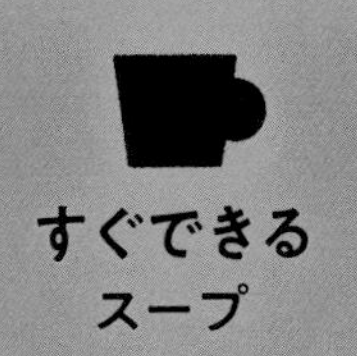

トマトとたまねぎの卵スープ

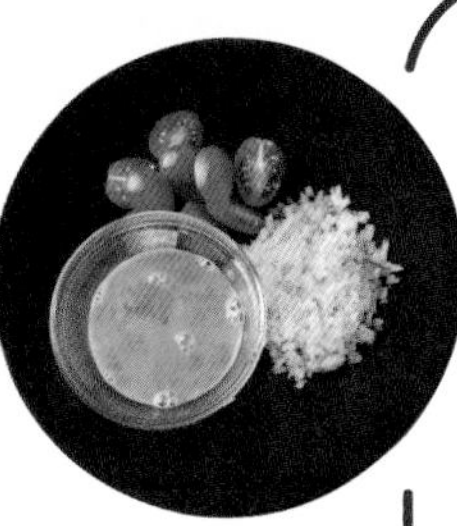

材料

ミニトマト(50g)
— **半分に切る**
たまねぎ(¼個・50g)
— **みじん切り**
溶き卵(１個分)

調味料

サラダ油…小さじ１
酢…大さじ１
塩…小さじ⅓強
こしょう…少々
水溶き片栗粉（片栗粉と水を2:1で溶いたもの）…大さじ１
ラー油…適量

作り方

サラダ油でミニトマトとたまねぎをさっと炒め、水(200cc)を注ぎ、ひと煮立ちさせる。酢、塩、こしょうをし、水溶き片栗粉でとろみをつける。卵を回し入れ、ラー油をかける。

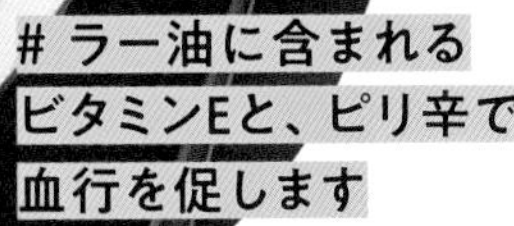

主菜になるスープ

小松菜としらすのスープ

材料（1人分）

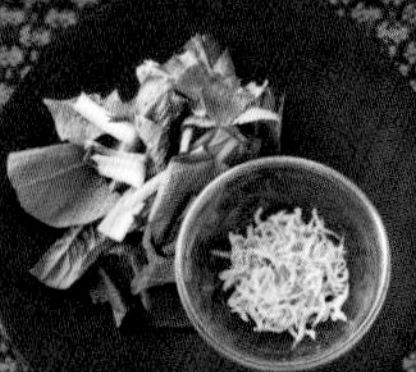

小松菜(50g) — ざく切り
しらす(10g)
牛乳(200cc)

調味料

サラダ油…大さじ½
塩…小さじ¼
黒こしょう（山椒でも）…少々

作り方

サラダ油で小松菜をさっと炒め、牛乳としらすを加え、ひと煮立ちさせ、塩、こしょうする。

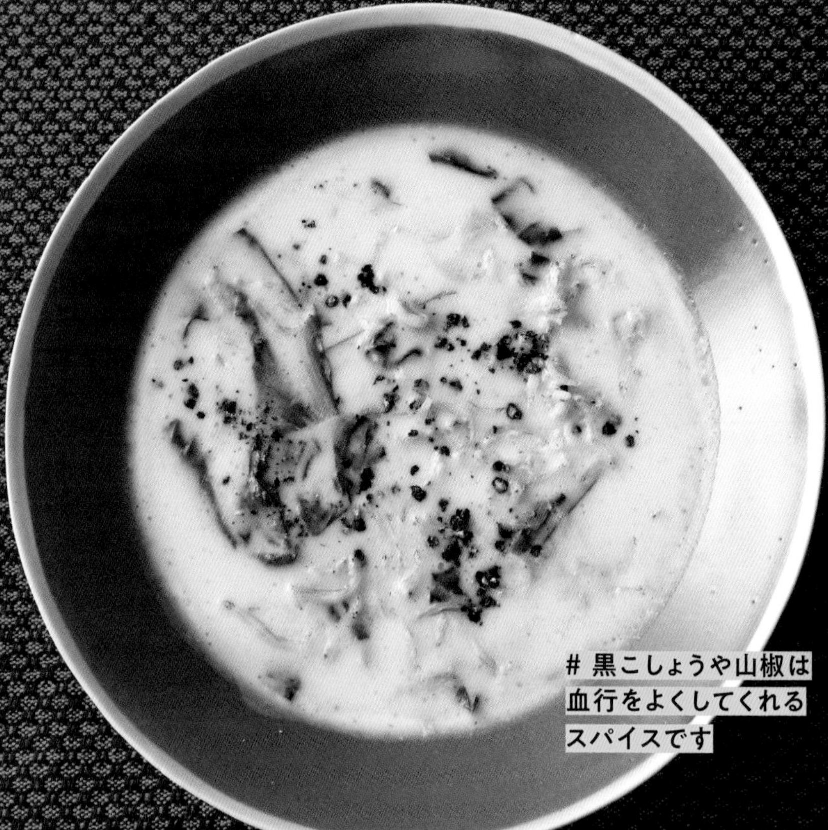

黒こしょうや山椒は血行をよくしてくれるスパイスです

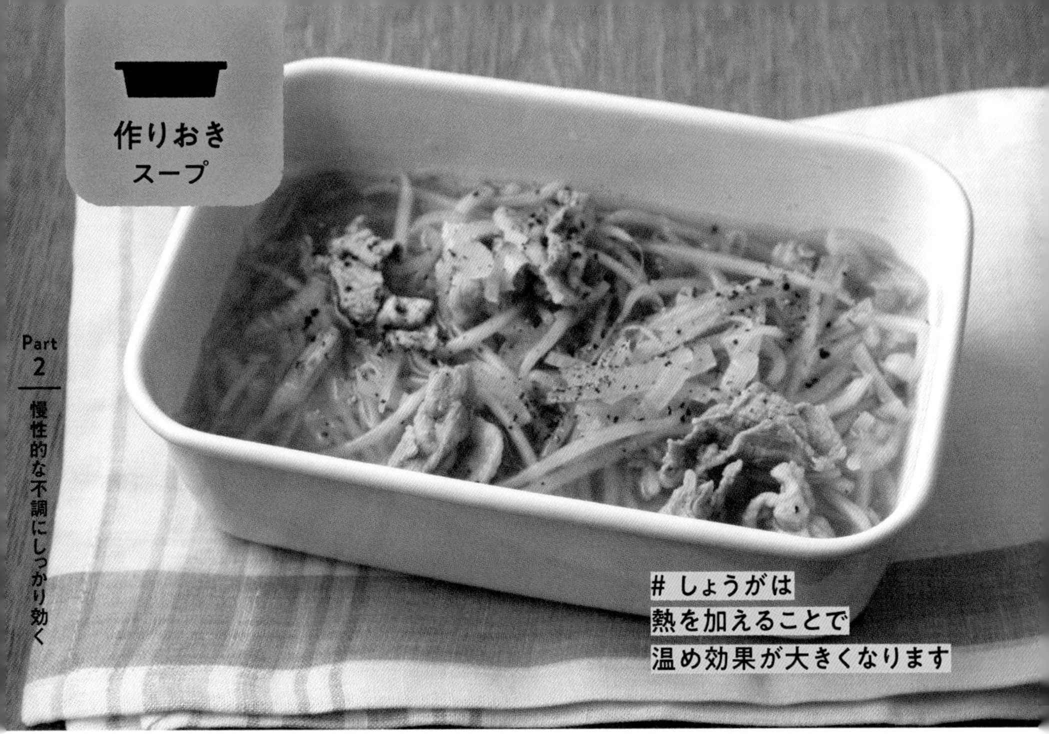

作りおき
スープ

しょうがは
熱を加えることで
温め効果が大きくなります

豚肉とたまねぎとしょうがのスープ

材料（2〜3人分）

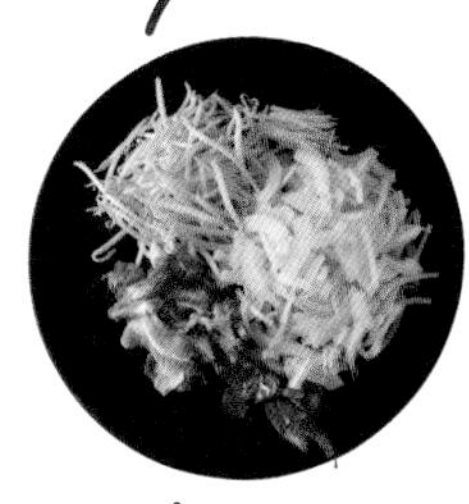

豚小間切れ肉（100g）
— 熱湯で洗う
たまねぎ（1個・200g） — 薄切り
たまねぎの皮（½個分）
しょうが（20g） — せん切り
もやし（100g）

調味料
酒…大さじ1
塩…小さじ1強
黒こしょう…少々
酢…適量

作り方

水（400cc）と材料全部をさっと煮て、酒と塩、黒こしょうで調味する。飲むときに酢を入れる。

症状

10 ストレスを強く感じたら

摂りたい栄養素

・たんぱく質
・ビタミンC
・フラボノイド

意外？ たんぱく質がストレスにいい

ストレスには個人差がありますが、溜まると心身に不調をきたします。ストレスに弱いときの脳はたんぱく質が不足しているので、卵などに含まれる良質なたんぱく質を摂るのがおすすめ。ビタミンCは抗ストレス作用があり、ストレスが多いほど体内での消費が増えるので、積極的に摂りたい栄養素の1つ。抗酸化作用のあるフラボノイドもストレス緩和に役立ちます。

卵

ビタミンC、食物繊維以外必要な栄養素を含んだほぼ完全な食品。たんぱく質やすべての必須アミノ酸が含まれている。

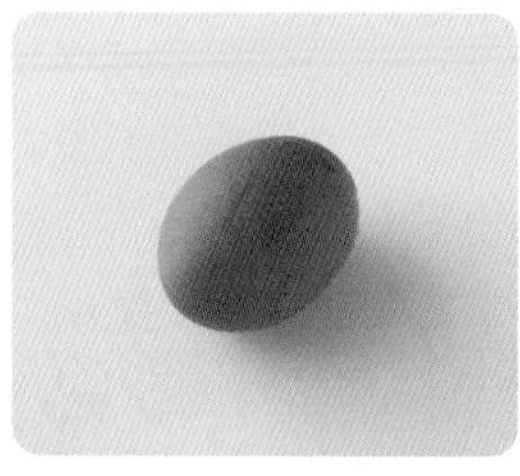

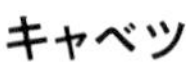

キャベツ

ビタミンC、U、K、カリウムなどが多く含まれている。うま味成分のグルタミン酸も多く、スープの具としてもおすすめ。

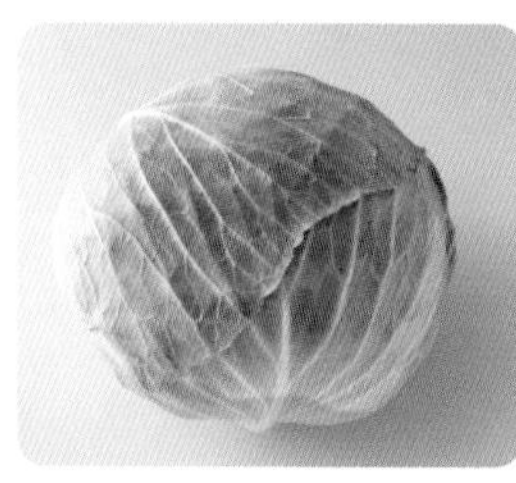

たまねぎ

フラボノイドの一種ケルセチンやカリウム、食物繊維、ビタミン類が含まれている。フラボノイドは色素成分のこと。

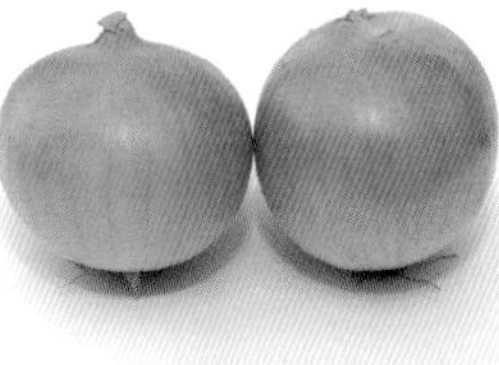

その他の食材

チーズ、牛乳（たんぱく質）、ミックスビーンズ（たんぱく質、フラボノイド）、赤パプリカ（ビタミンC）

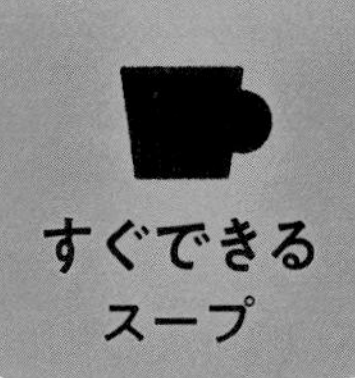

卵と粉チーズのスープ

材料

溶き卵（1個分）
パン粉（大さじ2）

調味料

粉チーズ…大さじ2
塩…小さじ¼弱
黒こしょう…適量

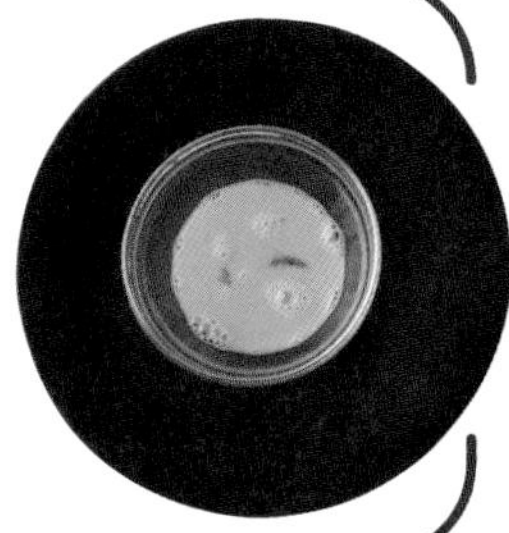

作り方

卵と粉チーズ、パン粉、塩をよく混ぜ合わせ卵液を作る。湯（200cc）を沸かし、卵液を入れ、よく混ぜ合わせる。黒こしょうをふる。

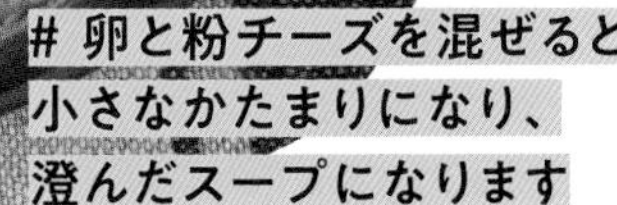

主菜になる
スープ

鶏もも肉とたまねぎのスープ

材料（1人分）

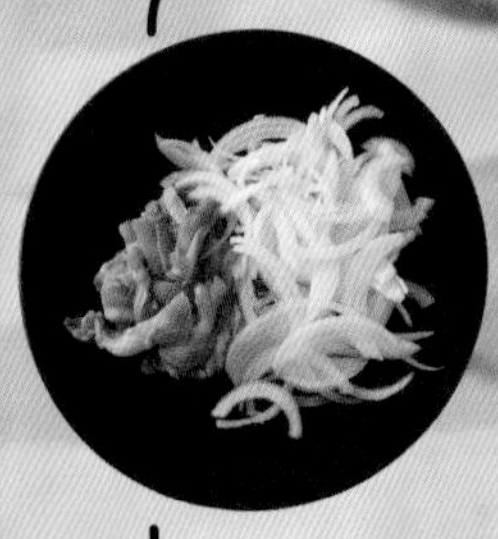

鶏もも肉(100g) **— 細切り**
たまねぎ(½個・100g)
— 薄切り

調味料

酢…大さじ1
サラダ油…大さじ½
塩…小さじ⅓
こしょう…少々

作り方

鶏肉は塩、こしょう少々(分量外) **をふり、酢をもみ込む。サラダ油でたまねぎを炒め、鶏肉を加え、しっかり焼き、水**(200cc)**を注ぎ、ひと煮立ちさせる。アクを取り、約15分煮て塩、こしょうする。**

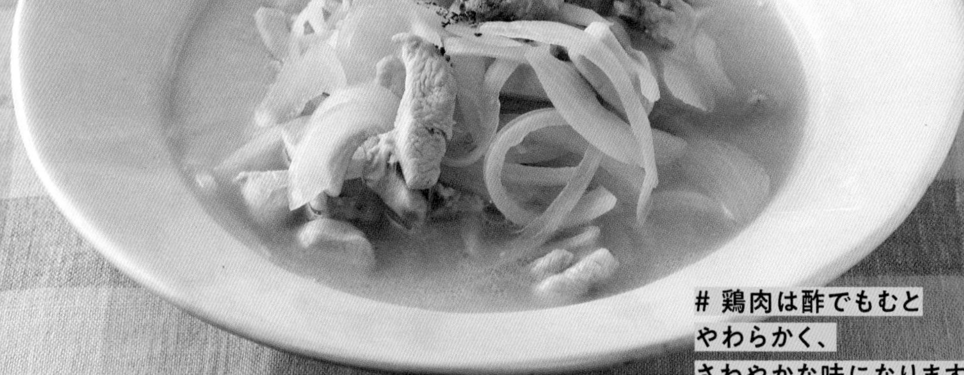

 # 鶏肉は酢でもむと
やわらかく、
さわやかな味になります

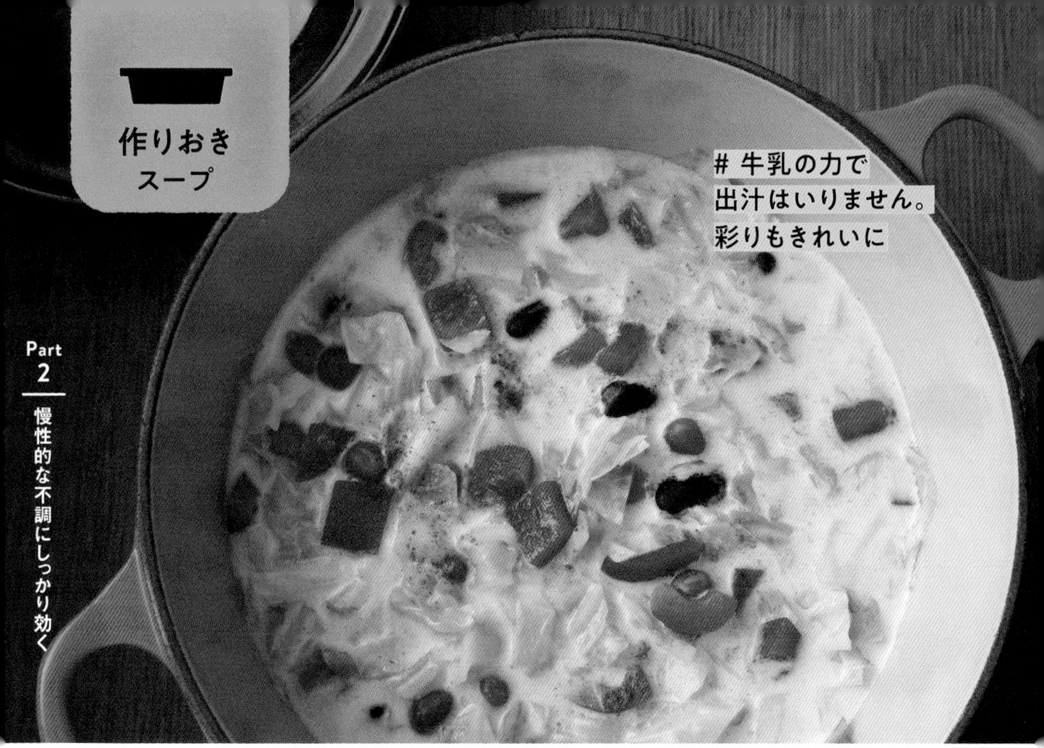

作りおき
スープ

牛乳の力で
出汁はいりません。
彩りもきれいに

キャベツと ミックスビーンズのスープ

材料（2〜3人分）

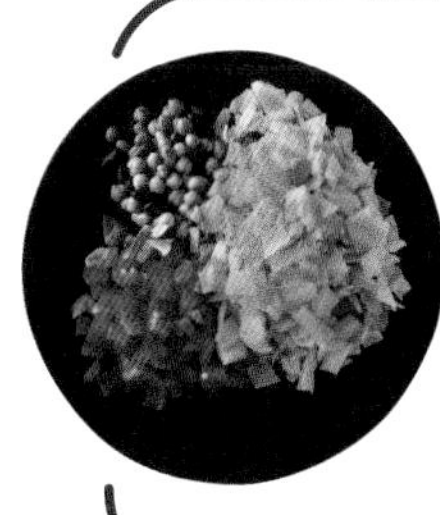

キャベツ（200g）
赤パプリカ（1個・150g）
　— ともに角切り
ミックスビーンズ水煮缶
（1缶・100g）— 水をきる
牛乳（300cc）

調味料
サラダ油
　…大さじ1
塩…小さじ⅔
こしょう…少々

作り方

サラダ油でキャベツとパプリカを炒め、水（100cc）とミックスビーンズを加え、ひと煮立ちさせる。牛乳を注ぎ、塩、こしょうする。

症状

11 よく眠れない

摂りたい栄養素

・グリシン
・ギャバ
・トリプトファン

えび

グリシンやタウリン、たんぱく質、カルシウムなどが豊富。殻にはキチン・キトサンという動物性食物繊維も含まれている。

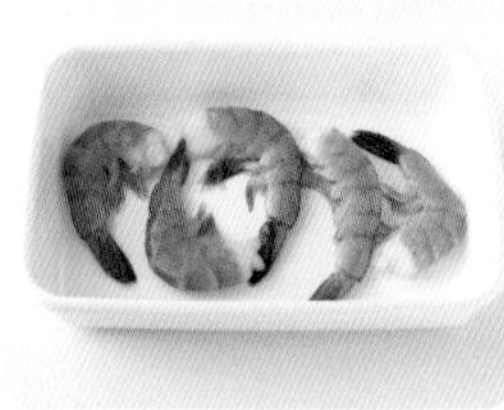

十六穀米

ギャバ、食物繊維、イソフラボン、アントシアニン、ビタミンB1、ポリフェノールなど多種多様な栄養素を含む。

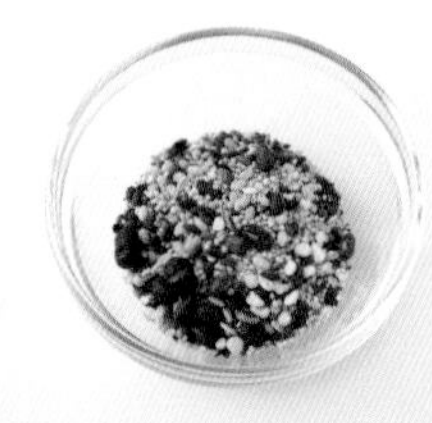

クルミ

トリプトファン、葉酸、マグネシウム、オメガ3脂肪酸などが豊富。ポリフェノールやビタミンB1、B6なども含む。

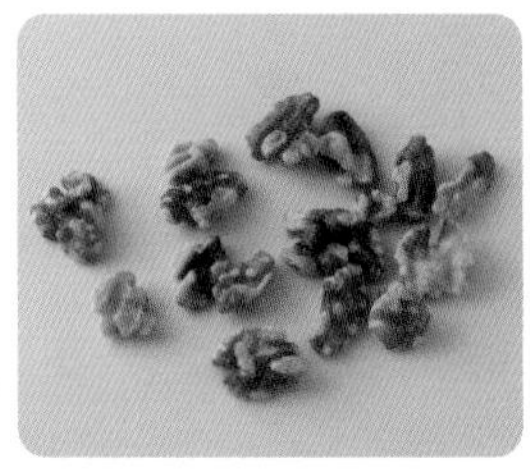

その他の食材

ブロッコリースプラウト、トマト（ギャバ）、もち麦、チーズ、大豆、厚揚げ、ミックスビーンズ（トリプトファン）

睡眠を促すのにいい栄養素は？

国民病の1つともいわれている不眠症。長く続くと重大な病気につながる可能性があります。えびやいかなどに含まれるグリシンはアミノ酸の一種で睡眠の質の改善につながります。リラックス効果があるといわれるギャバはストレスをやわらげ、脳の興奮を鎮める働きがあり、安眠に役立ちます。脳の沈静作用のあるトリプトファンも不眠症に効果的です。

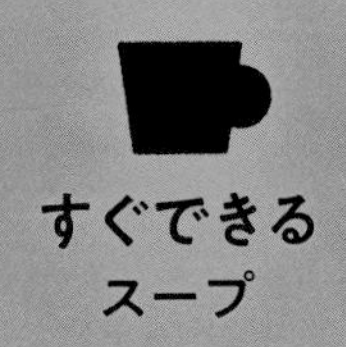

すぐできるスープ

えびとトマトとブロッコリースプラウトのスープ

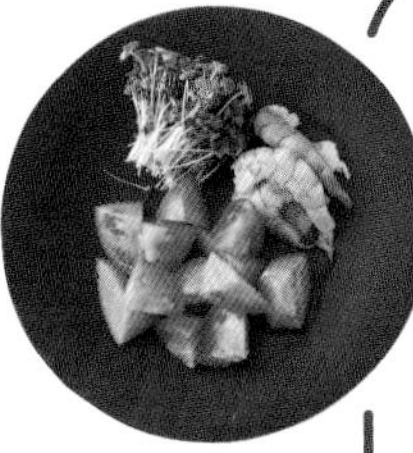

材料

ブラックタイガー（4尾）
　— **殻ごと洗い、殻をむく**
トマト（1個・200g）
　— **ひと口大に切る**
ブロッコリースプラウト
（1パック）
　— **根元を切り落とす**

調味料
塩…小さじ½
こしょう…少々
粉チーズ…大さじ1
オリーブ油
　…大さじ1

作り方

水(200cc)**とトマトをひと煮立ちさせ、えびを加えて火を通し、塩、こしょうし、粉チーズをふる。ブロッコリースプラウトを入れ、オリーブ油を回し入れる。**

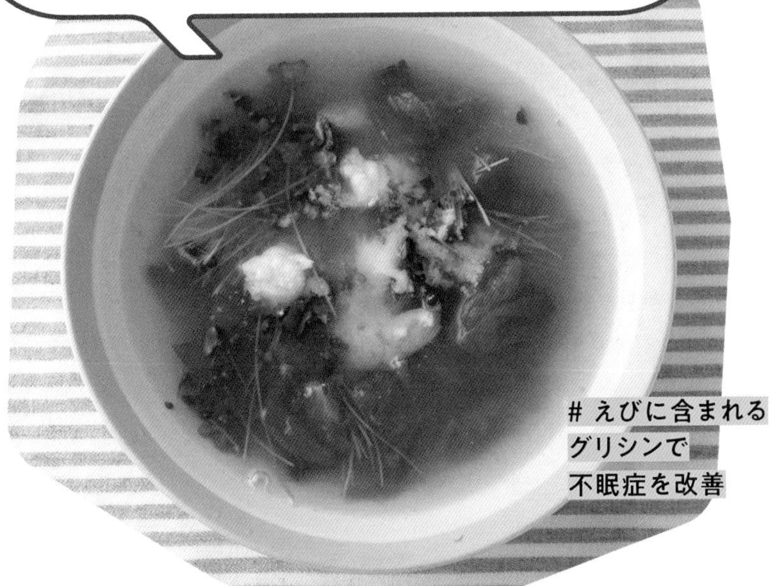

 # えびに含まれるグリシンで不眠症を改善

主菜になる
スープ

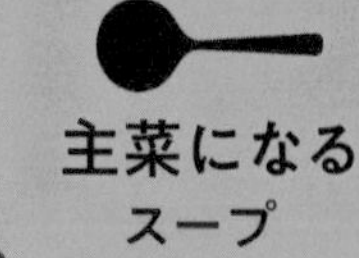

十六穀米と大豆と鶏胸肉のスープ

材料（1人分）

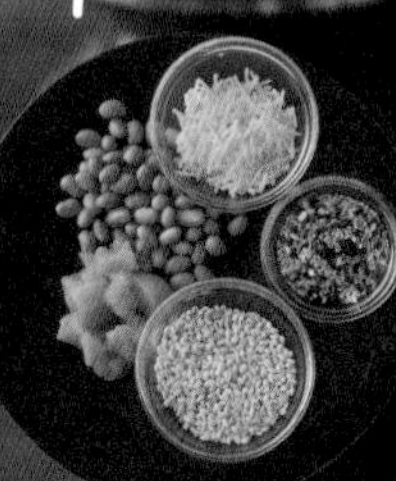

十六穀米（30g）
もち麦（50g）
大豆水煮缶（½缶・50g）
— 水をきる
鶏胸肉（50g） — 角切り
とろけるチーズ…20g

調味料

塩…小さじ⅓
こしょう…少々

作り方

水（300cc）と十六穀米、もち麦、大豆をひと煮立ちさせ、約10分煮る。鶏肉を加え、約5分煮て塩、こしょうし、とろけるチーズを入れる。

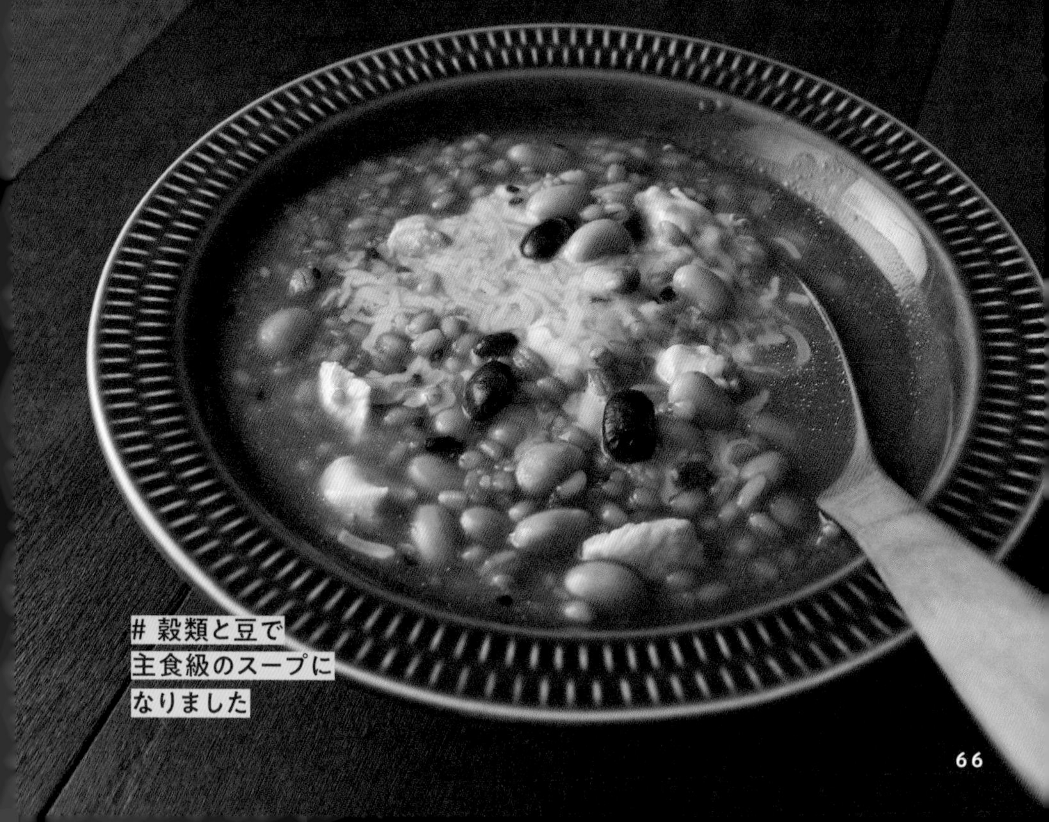

穀類と豆で
主食級のスープに
なりました

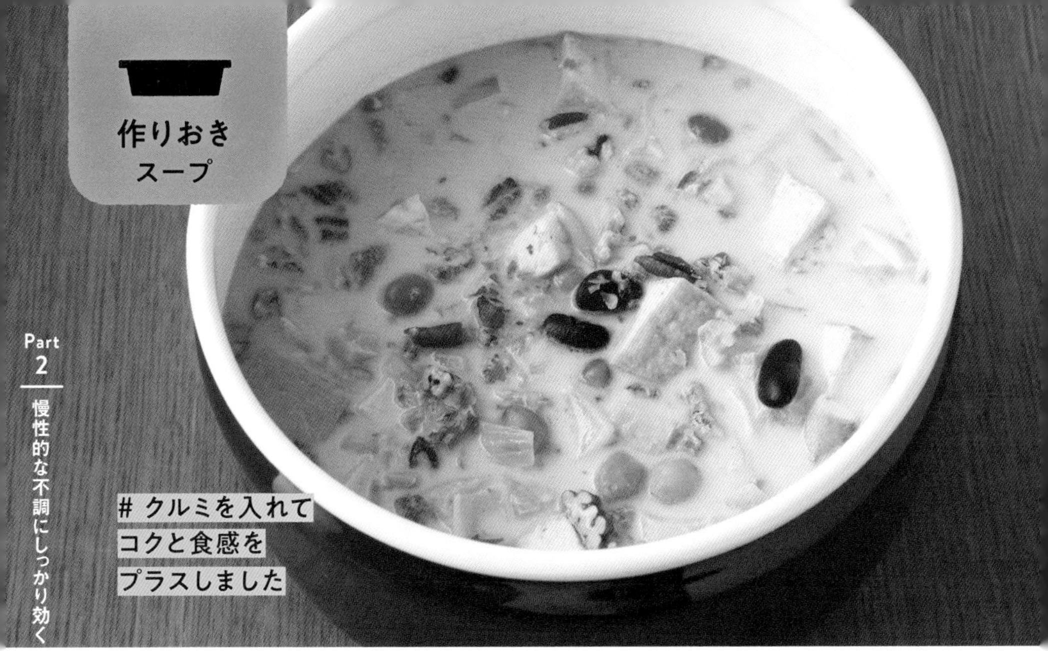

作りおき
スープ

Part 2
慢性的な不調にしっかり効く

クルミを入れて
コクと食感を
プラスしました

かじきまぐろとクルミと厚揚げのスープ

材料（2〜3人分）

かじきまぐろ（1切れ・80g）― 角切り
クルミ（50g）― 粗めに刻む
厚揚げ（150g）― キッチンタオルで包み、油を取り、角切り
たまねぎ（1個・200g）― 角切り
ミックスビーンズ水煮缶（1缶・100g）― 水をきる
牛乳（200cc）

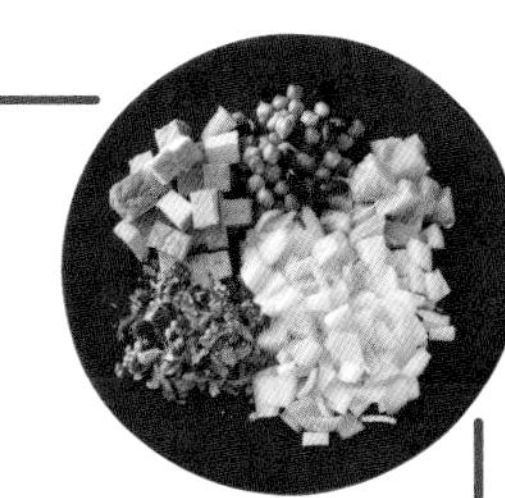

調味料
サラダ油…大さじ1
しょうゆ…大さじ1
塩…小さじ⅔弱

作り方

厚揚げを乾煎りし、サラダ油を回し入れ、たまねぎを炒める。水（200cc）とクルミを入れ、ひと煮立ちさせ、ミックスビーンズとかじきまぐろ、牛乳を加えて火を通し、しょうゆと塩で調味する。

症状

12 口内炎ができたら

摂りたい栄養素

・ビタミンB1
・ビタミンB2
・ビタミンB6

粘膜や皮膚の保護にはビタミンB群が効果的

ビタミンB2は水溶性で粘膜や皮膚の機能を正常に保つ働きをしています。不足すると、口内炎や皮膚炎などのトラブルを引き起こします。納豆もビタミンB2が豊富です。ビタミンB6も健康な皮膚作りには欠かせないたんぱく質を合成する栄養素で、腸内細菌からも作られます。ビタミンB1は糖質がエネルギーに変わるときに大切な役割を果たします。

納豆

ビタミンB2、B6やたんぱく質が豊富。また、ナットウキナーゼは血栓を溶かし、心臓病や脳卒中などの予防によい。

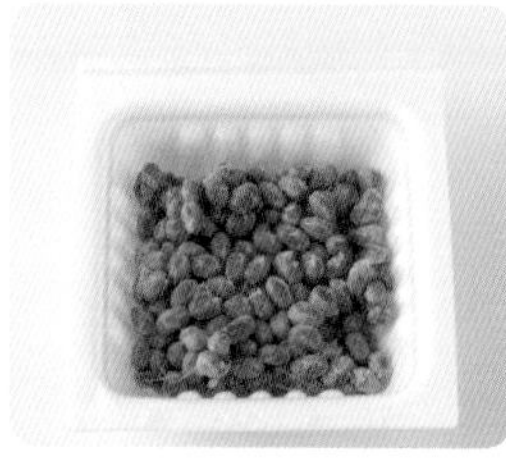

コーン

食物繊維やビタミンB1、E、カリウムなどが多く含まれている。缶詰なので使い勝手もよく、栄養的にも変わらない。

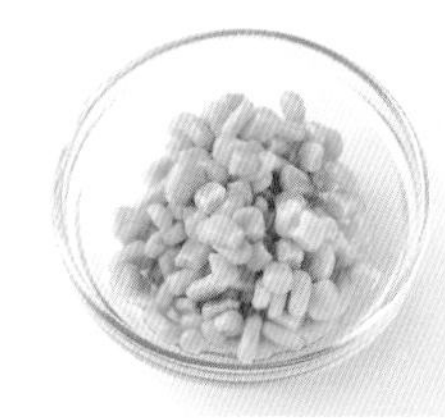

ハム

ビタミンB1、たんぱく質、脂質などが豊富。ただし、ハムの種類によって含まれる栄養素は若干異なる。

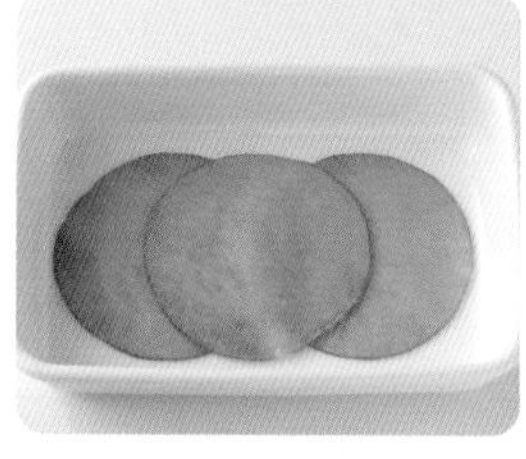

その他の食材

のり（ビタミンB1、B2）、牛乳（ビタミンB2）、ツナ（ビタミンB6）、かつお節、ブロッコリー（ビタミン類、B1、B2、B6）

納豆の お茶漬け風スープ

材料

温かいごはん(100g)
納豆(１パック)
　— 納豆とからしをよく混ぜ合わせる
パセリ(適量) — みじん切り
焼きのり(½枚) — ちぎる
かつお節(3g)

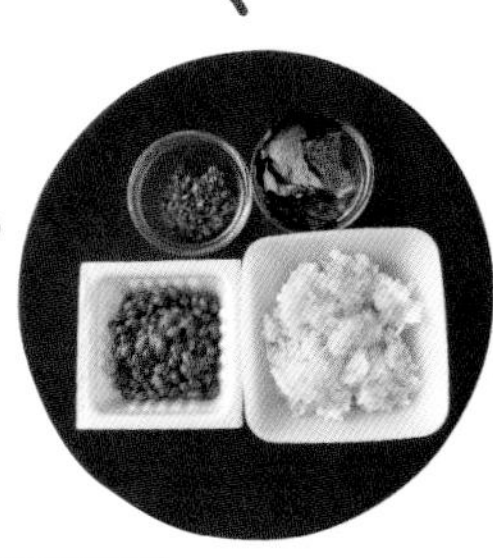

作り方

器にごはんを盛り、パセリ、納豆の添付のたれを入れ、熱湯(200cc)を回しかける。納豆をのせ、混ぜ合わせ、のりを散らし、かつお節をのせる。

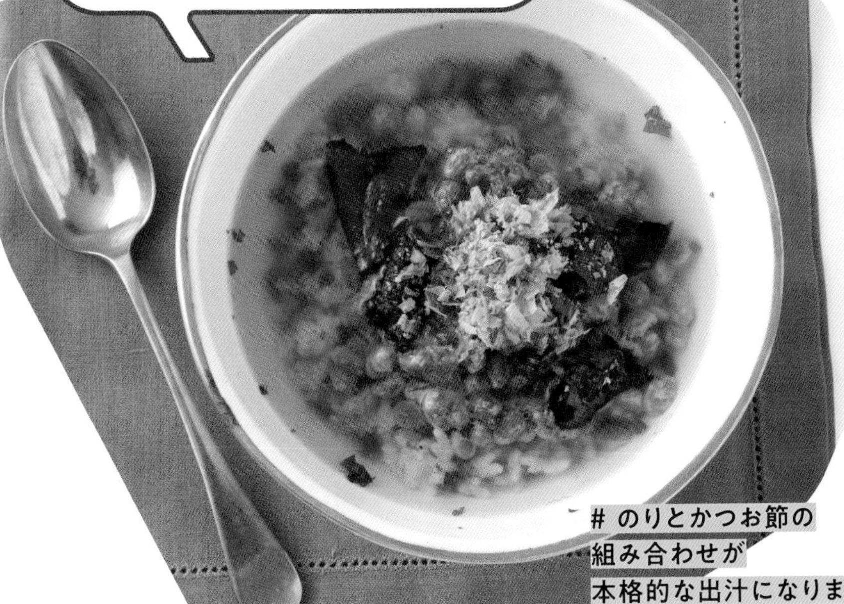

のりとかつお節の組み合わせが本格的な出汁になります

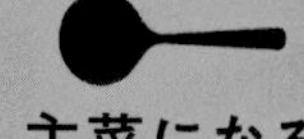

主菜になる
スープ

コーンとブロッコリーのミルクスープ

材料(1人分)

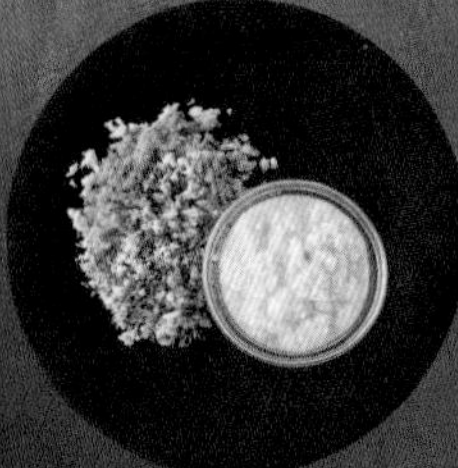

コーンクリーム缶(100g)
ブロッコリー(50g)
　— みじん切り
牛乳(100cc)

調味料

塩…少々
こしょう…少々

作り方

コーンクリーム缶を入れ、牛乳少しずつ注ぎ、のばす。ブロッコリーを加え、温めて、塩、こしょうする。

コーンと牛乳の
黄金の組み合わせ。
ブロッコリーが鮮やか

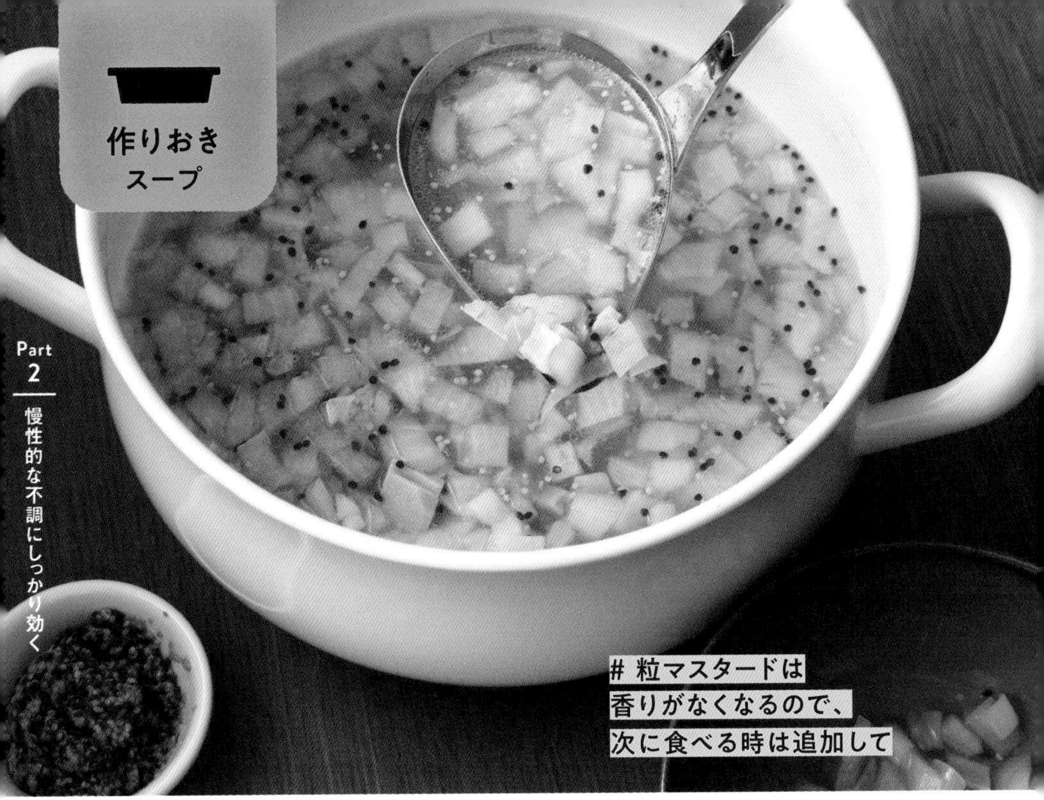

作りおきスープ

粒マスタードは香りがなくなるので、次に食べる時は追加して

ハムとコーン缶のスープ

材料（2〜3人分）

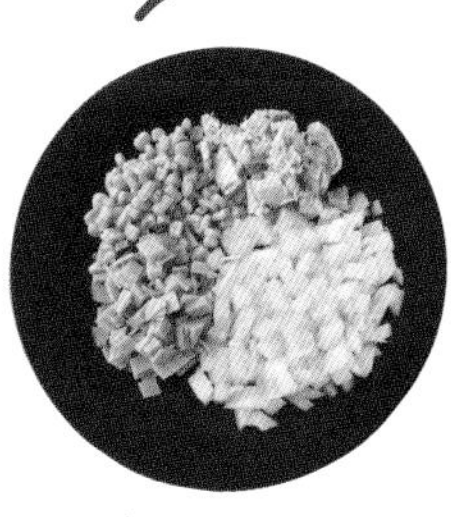

ロースハム（3枚）
たまねぎ（1個・200g）
—ともに角切り
コーン水煮缶（100g）
ツナ水煮缶（小1缶・70g）
—ともに水をきる

調味料
サラダ油…大さじ1
塩…小さじ½
こしょう…少々
粒マスタード…小さじ1

作り方

サラダ油でハム、たまねぎ、コーンを炒め、水（400cc）を注ぎ、ひと煮立ちさせる。ツナを加え、塩、こしょうし、粒マスタードを入れる。

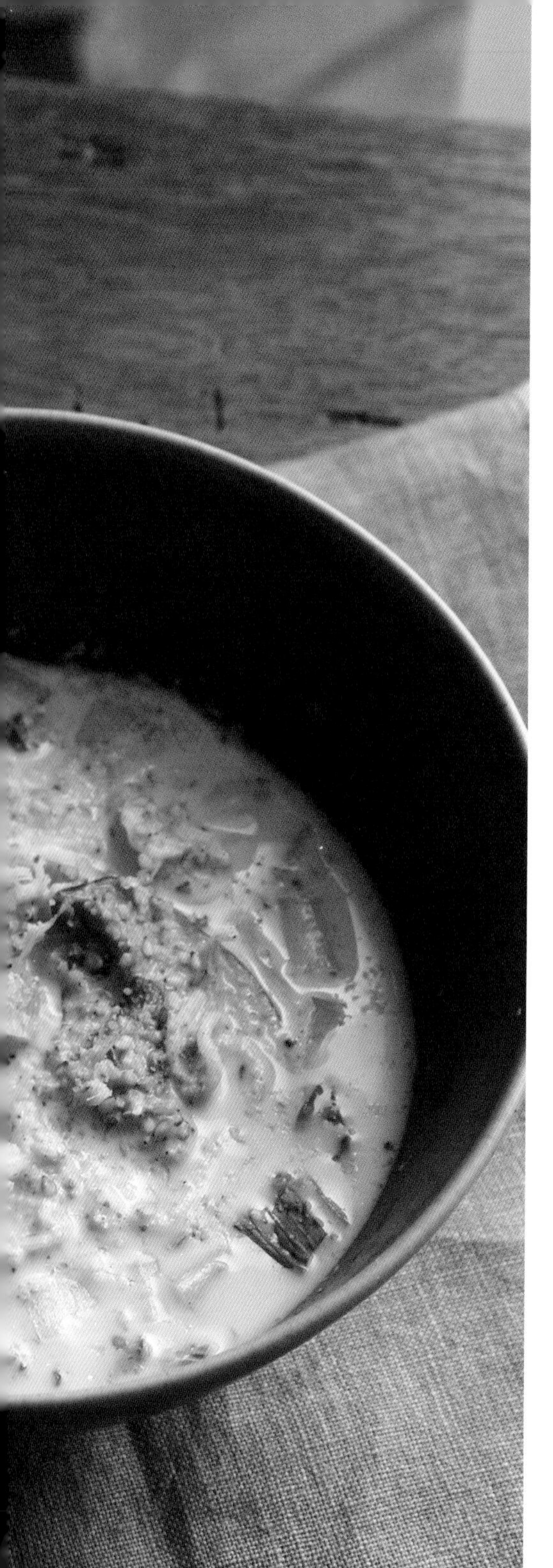

PART 3

体質改善・アンチエイジング

免疫力アップ／抗酸化／脂肪燃焼
更年期障害／骨粗しょう症／加齢臭

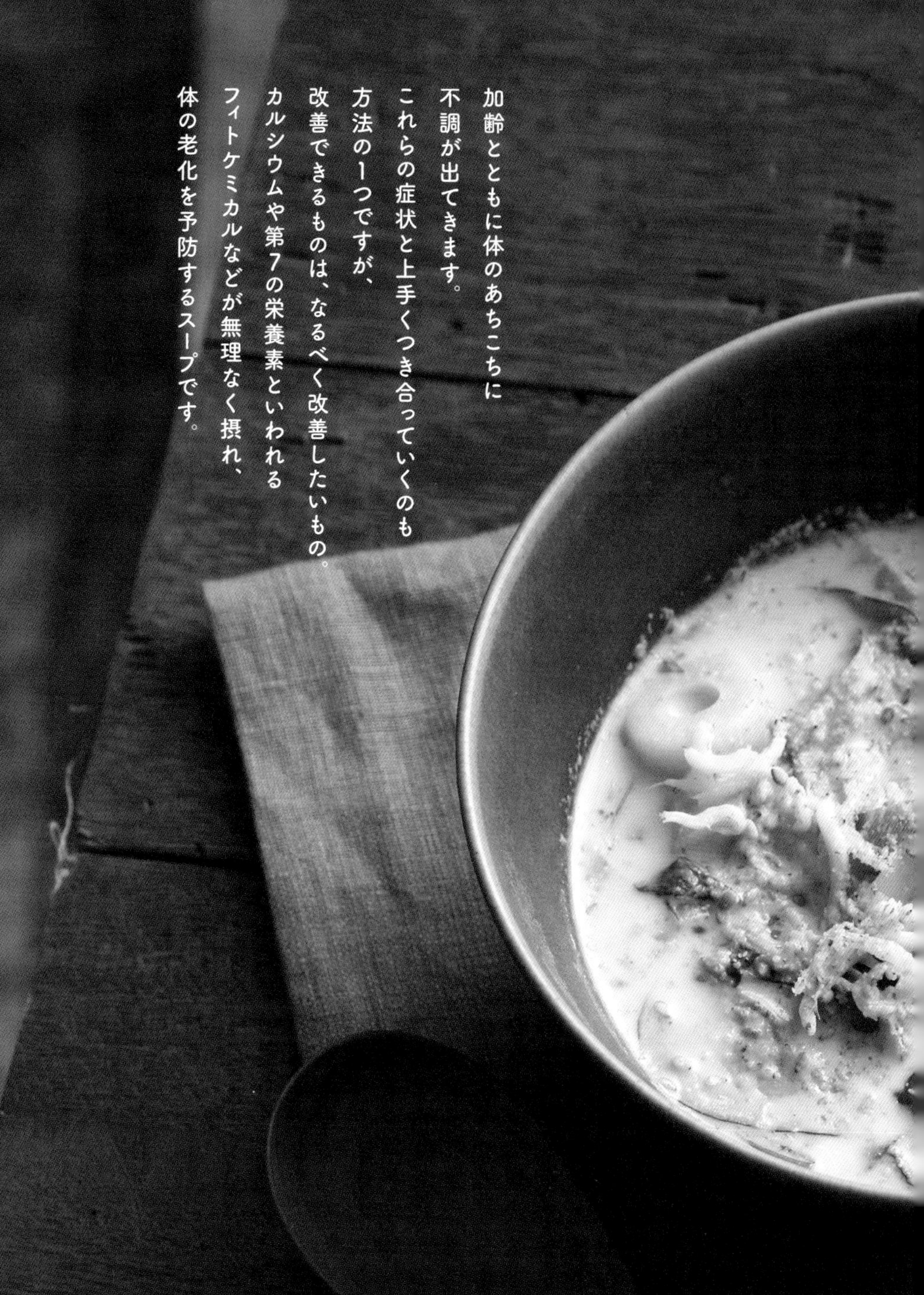

加齢とともに体のあちこちに
不調が出てきます。
これらの症状と上手くつき合っていくのも
方法の1つですが、
改善できるものは、なるべく改善したいもの。
カルシウムや第7の栄養素といわれる
フィトケミカルなどが無理なく摂れ、
体の老化を予防するスープです。

症状

13 免疫力が低下してきたら

摂りたい栄養素

- ・たんぱく質
- ・硫化アリル
- ・スパイス

スペアリブ

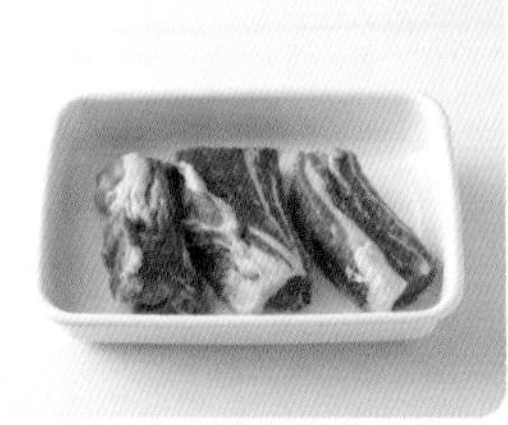

エネルギー源のたんぱく質が豊富。ビタミンB1も多く含み、にんじんなどと組み合わせると吸収率がアップ。

にら

硫化アリルやビタミンA、B2、食物繊維を多く含む。特にビタミンAは豊富で100gで1日に必要な分が摂取できる。

スパイス

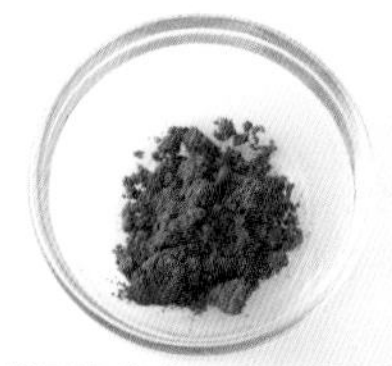

ターメリックやオレガノ、陳皮、シナモンなど。ポリフェノールやビタミンB1、B2など多種多様な栄養素が含まれる。

※写真はオールスパイス

その他の食材 豆腐、たら、豚肉（たんぱく質）、にんにく、長ねぎ（硫化アリル）

体を作る栄養素と元気が出る食材を

体を作る主成分のたんぱく質は健康維持に欠かせませんし、免疫の抗体を作るもとにもなります。にらに含まれている硫化アリルという成分はビタミンB1の働きを助け、糖の代謝を促して疲労を回復させ、免疫力の低下を防ぎます。カレー粉やスパイスは独特の香りがあり、殺菌作用をはじめ、食欲増進や消化促進などの効果も。結果、免疫力も上がります。

すぐできるスープ

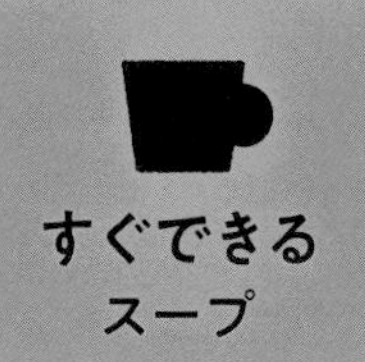

にらと豚肉と豆腐のみそスープ

材料（1人分）

にら（½束・50g）— ざく切り
豚小間切れ肉（50g）— 熱湯で洗う
木綿豆腐（¼丁・50g）— 角切り

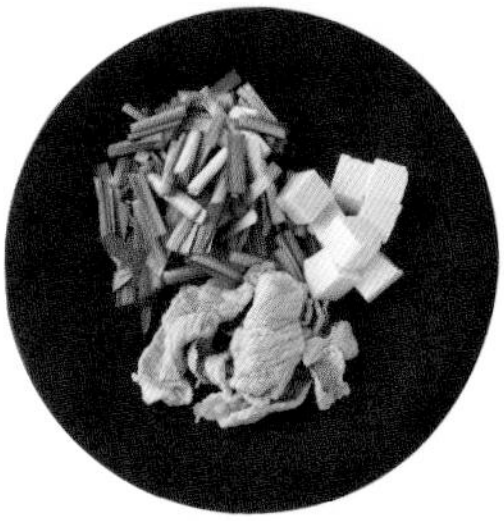

調味料

酒…大さじ1
みそ…大さじ1

作り方

水（200cc）と酒、豚肉を火が通るまで煮る。みそで調味し、豆腐、にらを加え、温める。好みで七味唐辛子をふる。

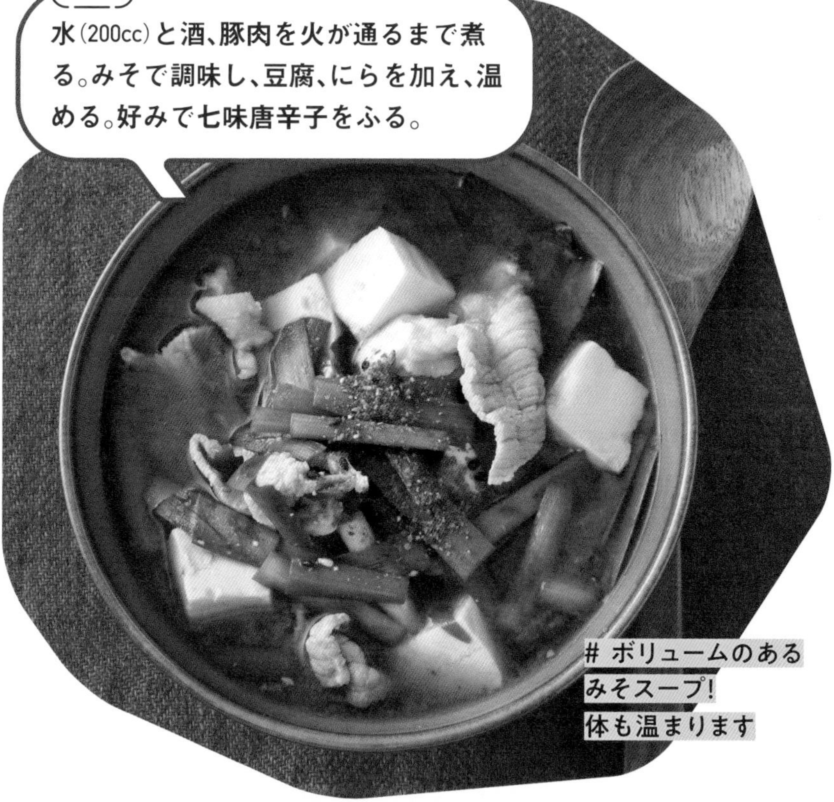

ボリュームのあるみそスープ!
体も温まります

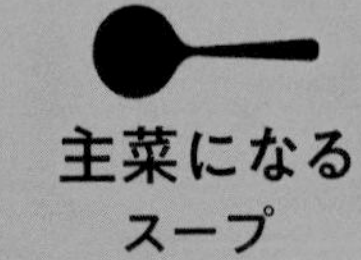

スペアリブとにんにくのスープ

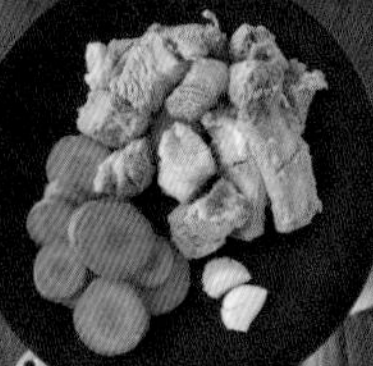

材料（1人分）

スペアリブ（300g）
— 熱湯で洗い、身と骨に分け、身はひと口大に切る
にんにく（2片）— 軽くつぶす
にんじん（⅓本・50g）— 輪切り

調味料

サラダ油…大さじ½
塩…小さじ½
こしょう…少々
オールスパイス…少々

※オールスパイスはシナモン、ナツメグ、クローブの3つの香りを併せもった香辛料。

作り方

サラダ油で材料全部を炒める。水（300cc）を注ぎ、ひと煮立ちさせ、アクを取りながら、スペアリブに火を通す。塩、こしょうし、オールスパイスで味を調える。

スペアリブとにんじんのβカロテンの強力タッグのスープ

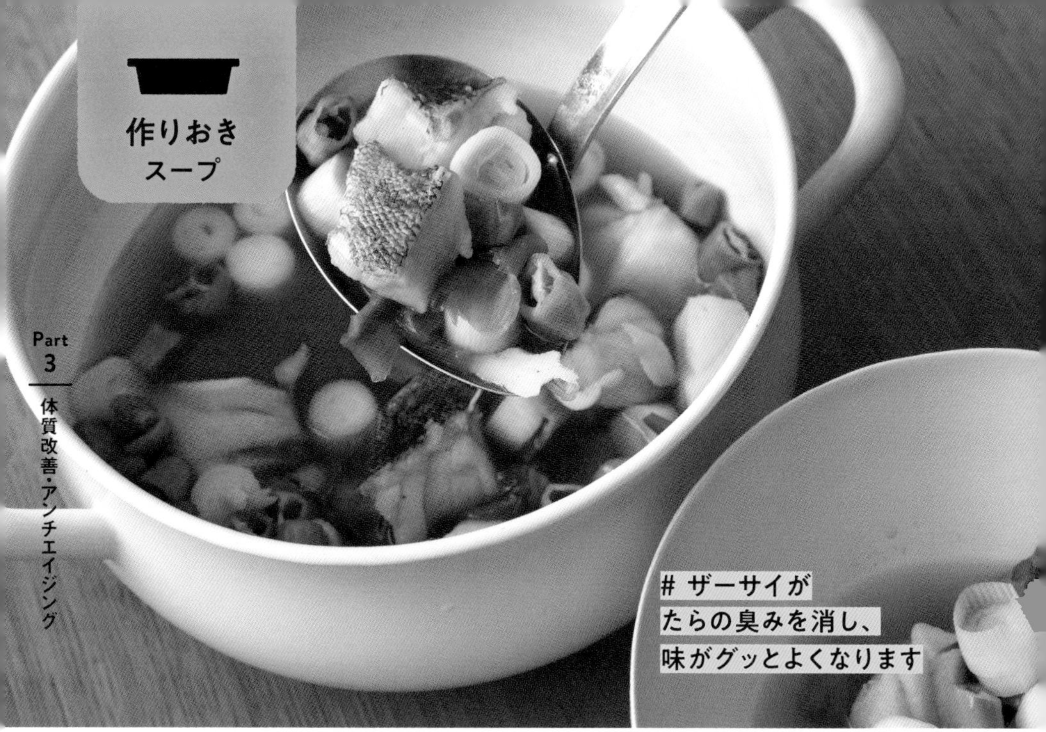

作りおき
スープ

ザーサイが
たらの臭みを消し、
味がグッとよくなります

長ねぎとたらと
ザーサイのカレースープ

材料(2〜3人分)

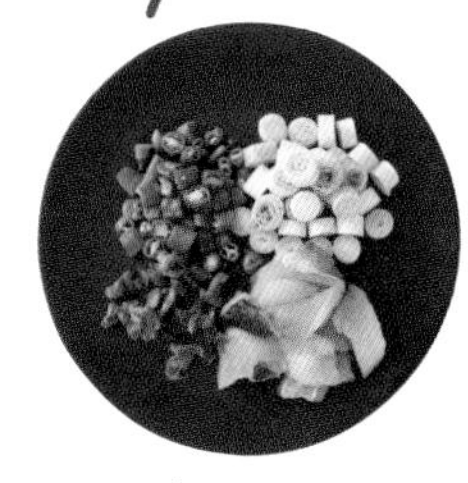

長ねぎ(100g)
— 小口切り
たら(2切れ・160g)
— ひと口大に切る
ザーサイ(30g) — ざく切り
ししとう(10本) — 輪切り

調味料

塩…小さじ3/4
カレー粉…小さじ2

作り方

湯(400cc)を沸かし、材料全部を入れ、塩とカレー粉で調味する。

症状

14 体の酸化を防ぐには

摂りたい栄養素

・ポリフェノール
・硫化アリル
・オレイン酸

細胞レベルで元気に。サビない体を作る

　ポリフェノールは強い抗酸化作用があり、活性酸素などの有害な物質をつかまえ、無害に変える作用があります。硫化アリルは抗酸化作用があり、ガンなどの予防に役立つ他、血液をサラサラにし、血栓を予防。オレイン酸はポリフェノール同様、抗酸化作用があり、悪玉コレステロールや動脈硬化、がんなどの原因にもなる活性酸素の働きを抑え、体の老化を予防します。

ココアパウダー

ポリフェノールや不溶性食物繊維の1つリグニン、ミネラルなどが含まれている。少量でも健康効果が期待できる。

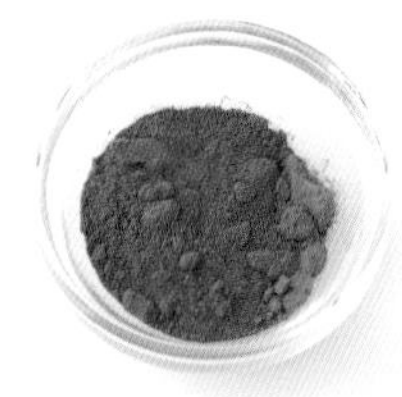

オリーブ

オレイン酸やビタミンE、βカロテンなどが多く含まれている。緑色のほうが黒色よりもポリフェノールが多い。

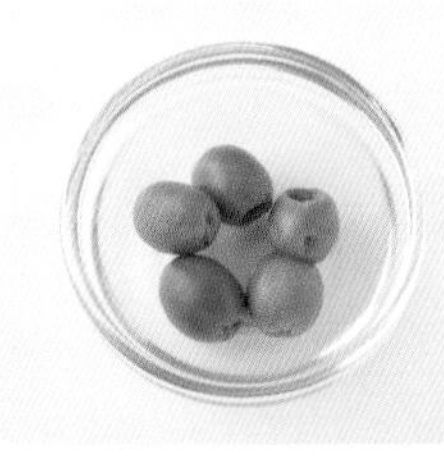

長ねぎ

独特の匂いは硫化アリルという成分で抗酸化作用や血栓予防に効果的。他にもビタミンB、C、カリウムなどが豊富。

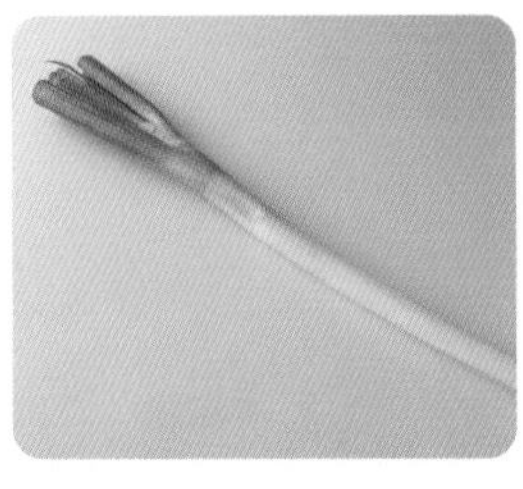

その他の食材　なす、たまねぎ、ミックスビーンズ、黒豆、赤ワイン、緑茶（ポリフェノール）

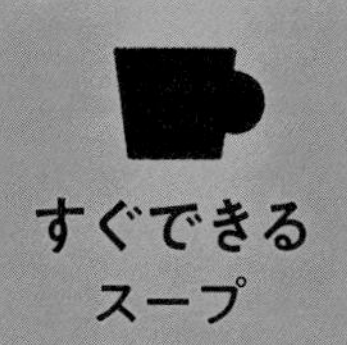

すぐできる
スープ

長ねぎとしそとかいわれ大根の緑茶スープ

材料(1人分)

長ねぎ(4㎝長さ)—小口切り
しそ(5枚)—細切り
かいわれ大根(20g)
—根元を切り落とす
かつお節(2g)
塩昆布(4g)
緑茶(200cc)

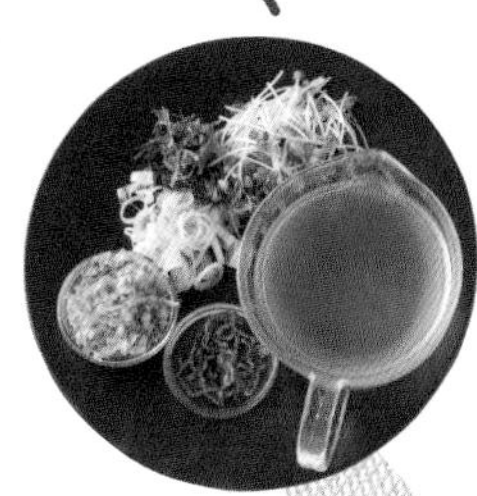

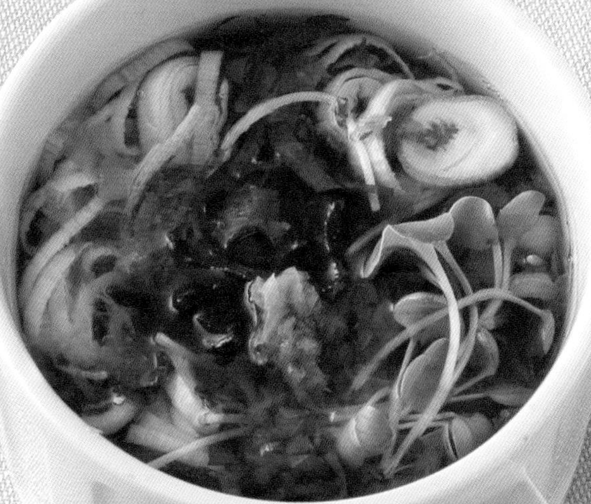

作り方

器に材料全部を入れ、温かい緑茶を注ぐ。

お茶漬けに合いそうな薬味や具材で作ります

主菜になる
スープ

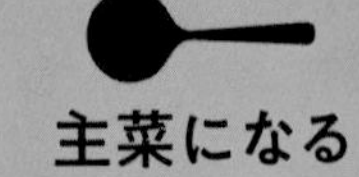

たまねぎとなすとオリーブのスープ

材料(1人分)

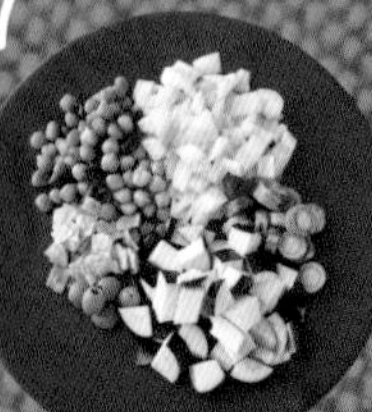

たまねぎ(½個・100g)
なす(1本・80g)
ベーコン(1枚・20g)
　— すべて角切り
ごぼう(30g) — 輪切り
唐辛子(1本) — 半分に切る
グリーンオリーブ(5粒)
ミックスビーンズ水煮缶
　(1缶・100g)— 水をきる

調味料

オリーブ油…大さじ1
塩…小さじ½
こしょう…少々

作り方

オリーブ油で野菜とベーコン、唐辛子を炒め、水(200cc)を注ぎ、ひと煮立ちさせる。オリーブとミックスビーンズを加え、塩、こしょうする。お好みで乾燥ハーブをふる。

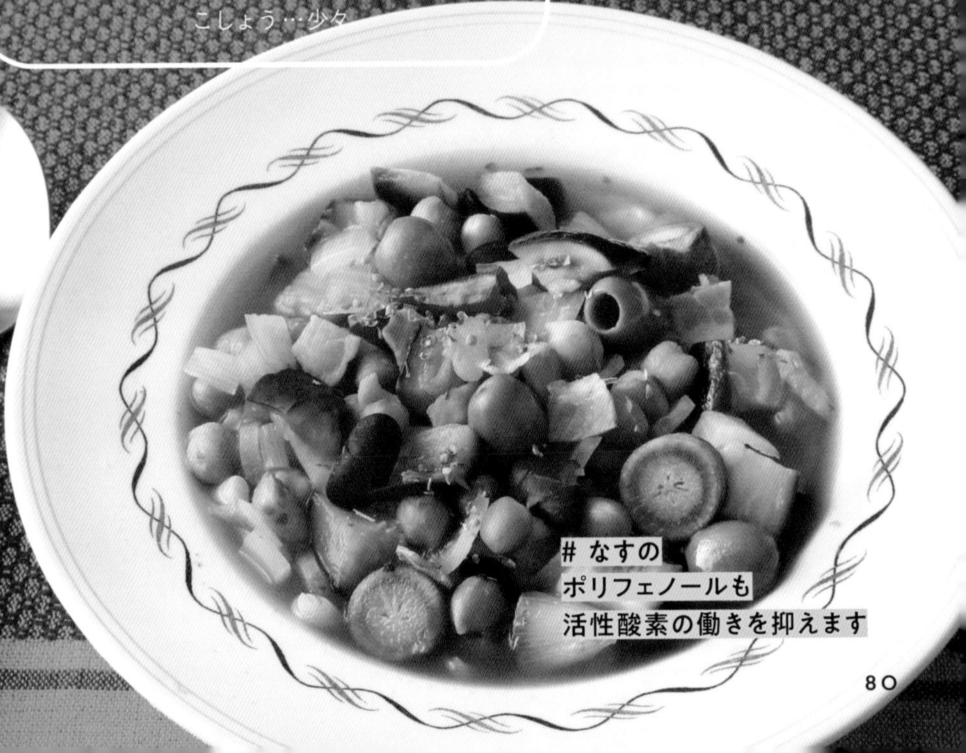

なすの
ポリフェノールも
活性酸素の働きを抑えます

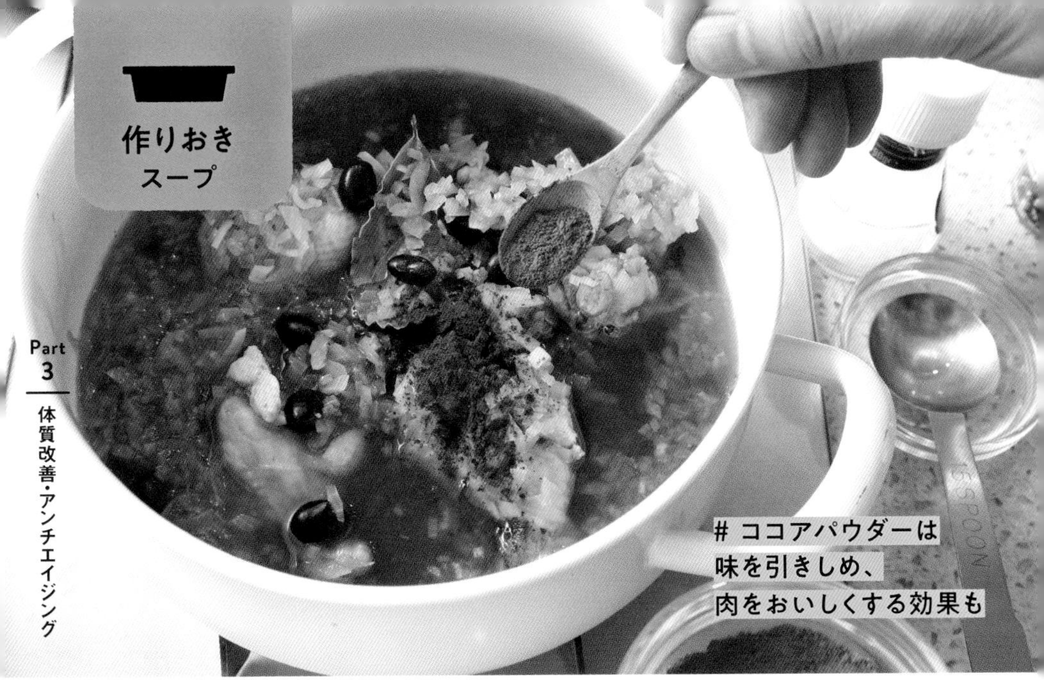

作りおき
スープ
ココアパウダーは
味を引きしめ、
肉をおいしくする効果も

鶏手羽元と黒豆の ココアスープ

材料(2〜3人分)

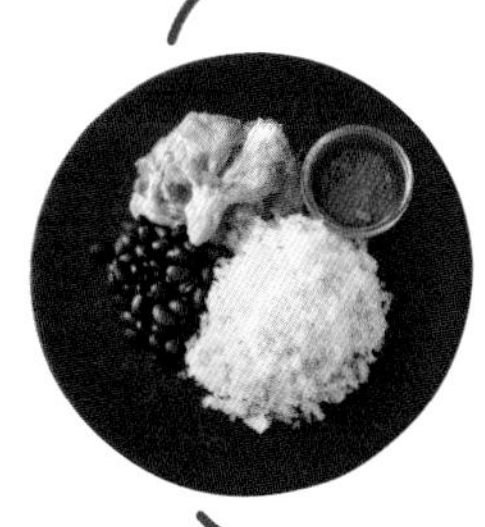

たまねぎ(１個・200g)
　— みじん切り
鶏手羽元肉(４本)
黒豆水煮(70g) — 水をきる
赤ワイン(100cc)
ローリエ(１枚)

調味料

オリーブ油…大さじ１
塩…小さじ１強
こしょう…少々
ココアパウダー…大さじ１

作り方

オリーブ油でたまねぎを炒め、鶏肉を加え、さらに炒める。ワインと水(400cc)、ローリエを入れ、ひと煮立ちさせ、アクを取り、黒豆を加え、鶏肉に火が通るまで煮る。塩、こしょうし、ココアパウダーを入れて溶かす。

症状

15 脂肪を燃焼させたい

摂りたい栄養素

・ビタミンB12、B1、B2
・Lカルニチン
・硫化アリル

牛ひき肉

ビタミンB12やE、鉄分などが豊富。特にビタミンB12は鶏肉の約7.5倍、豚肉の約4倍。ビタミンEは鶏肉の約2.5倍。

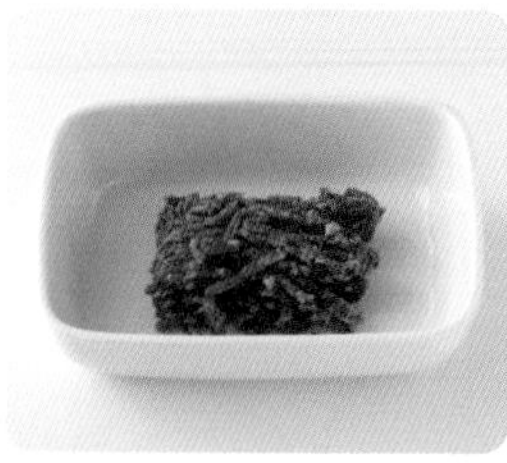

ラム肉

Lカルニチンやビタミン B1、B2、たんぱく質、鉄分、亜鉛などが含まれている。ラムは生後1年未満の子羊の肉のこと。

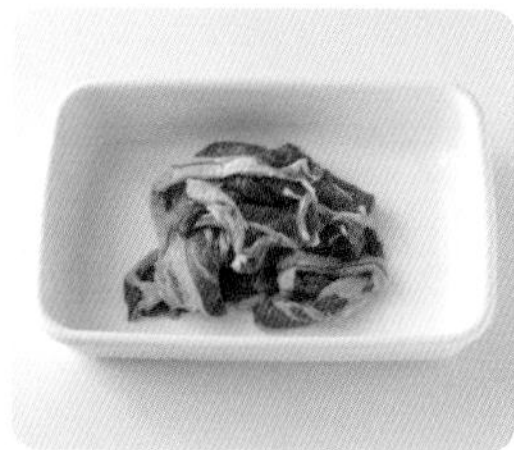

らっきょう

食物繊維の一種フルクタンや硫化アリル、サポニンなどが豊富。ビタミンCやカルシウム、カリウムなども含まれている。

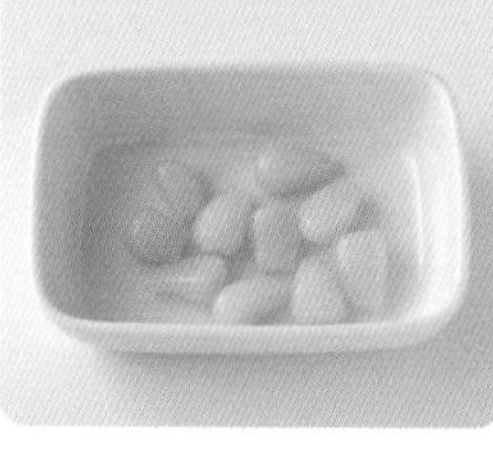

その他の食材 長ねぎ、たまねぎ（硫化アリル）、キムチ、カレー粉などの辛味系

脂肪の燃焼を促す良質なたんぱく質を

ビタミンB12はミネラルの一種コバルトを含んでいるため赤く、別名「赤いビタミン」とも呼ばれ、代謝アップには必要な栄養素。ビタミンB1は糖質をエネルギーに変え、ビタミンB2は脂肪の燃焼を促進させます。ラム肉に多く含まれるLカルニチンも脂肪を燃焼する働きがあります。らっきょうに含まれているフルクタンは脂肪の吸収を抑えます。

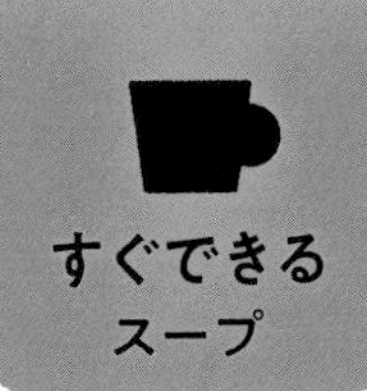

牛ひき肉と長ねぎの韓国風スープ

材料（1人分）

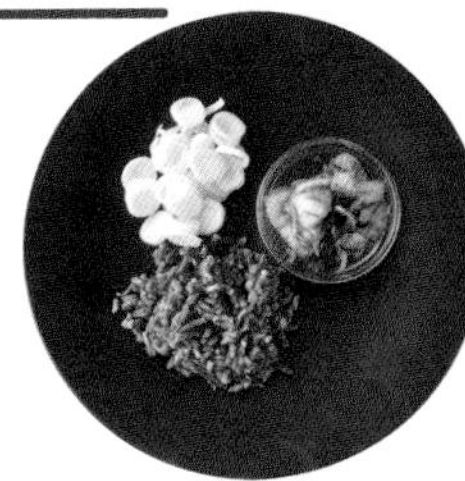

牛ひき肉（50g）
長ねぎ（10cm長さ）—**小口切り**
キムチ（50g）—**ざく切り**

調味料

塩…少々

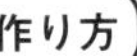

ひき肉と長ねぎをさっと炒め、水（200cc）を注ぎ、ひと煮立ちさせる。キムチを加え、塩をする。

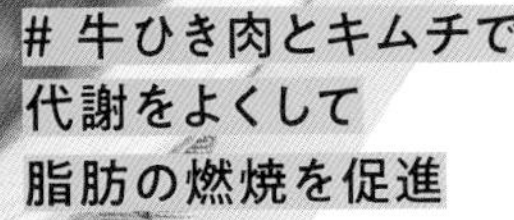

主菜になる
スープ

ラム肉とたまねぎのカレースープ

材料（1人分）

ラム小間切れ肉（100g）
たまねぎ（1個・200g）
— 薄切り

調味料

サラダ油…小さじ1
カレー粉…小さじ½
塩…小さじ⅔
こしょう…少々

作り方

サラダ油でたまねぎとラム肉をしっかり炒め、水（200cc）を注ぎ、ひと煮立ちさせる。カレー粉を入れ、塩、こしょうする。

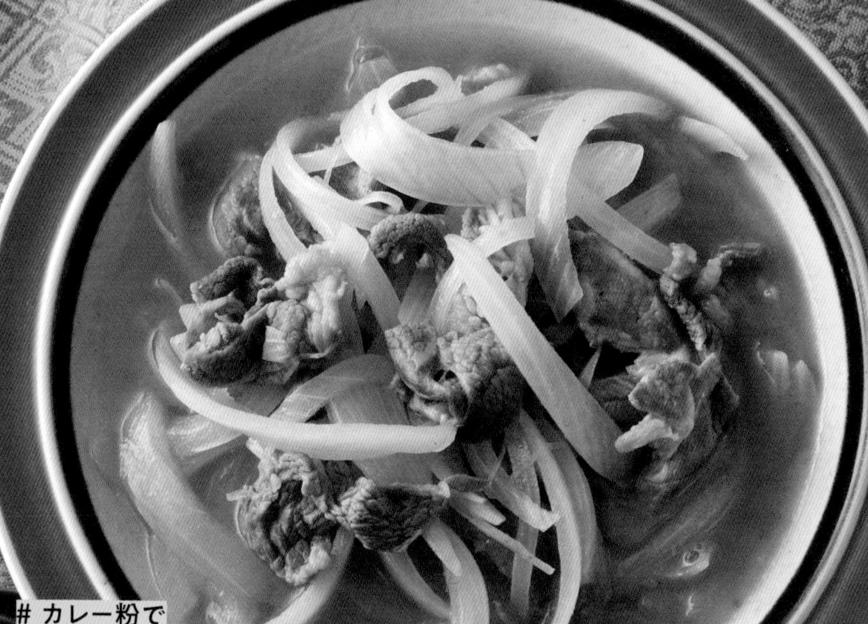

カレー粉で
ラム肉特有の
臭いもありません

作りおき
スープ

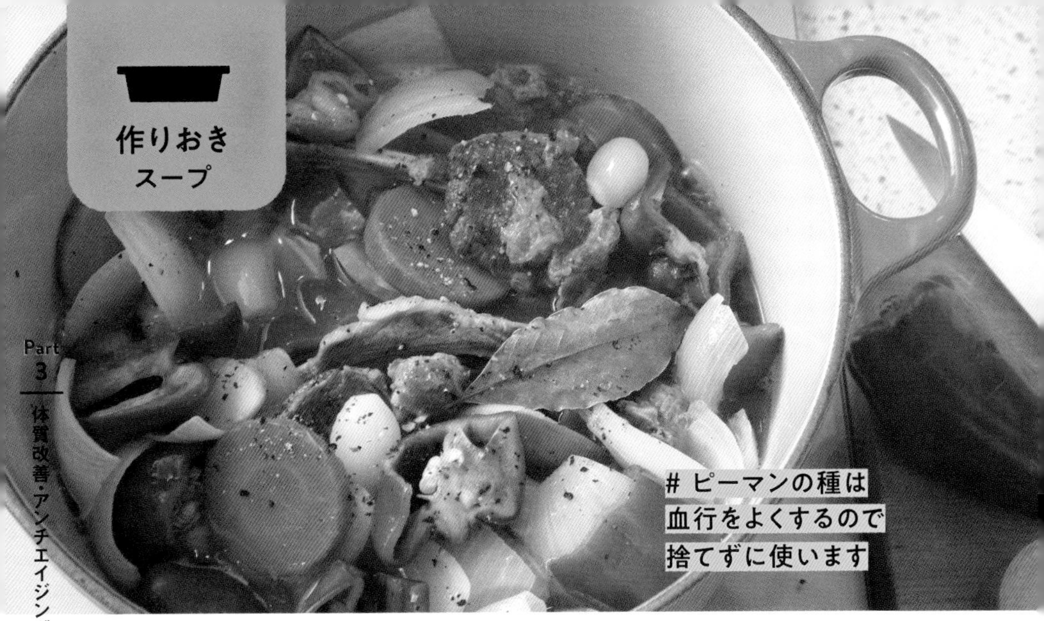

ピーマンの種は
血行をよくするので
捨てずに使います

骨つきラム肉とらっきょうのスープ

材料（2〜3人分）

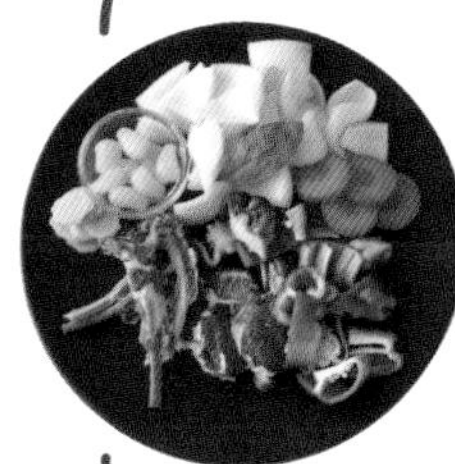

骨つきラム肉（4本・200g）
— 骨と脂身を取り除く。骨は取っておく
たまねぎ（1個・200g）　ピーマン（2個・100g）
— ともにひと口大に切る
にんじん（1/3本・50g）— 輪切り
しょうが（10g）— 薄切り
らっきょう（10粒）
ローリエ（1枚）

調味料
塩…小さじ1
こしょう…少々

作り方

ラムは塩、こしょう各少々（分量外）をふり、両面こんがり焼く。たまねぎとにんじん、しょうがを加え、炒める。水（400cc）とローリエ、骨を入れ、野菜がやわらかくなるまで煮てピーマンとらっきょうを加え、塩、こしょうする。

症状

16 更年期障害を乗り切る

摂りたい栄養素
・たんぱく質
・ビタミンB群
・カルシウム
・食物繊維

女性ホルモンを補う食材を

更年期障害の症状やその重さには個人差がありますが、たんぱく質は疲れの改善に役立ち、イソフラボンは女性ホルモンのエストロゲンに似た働きをし、更年期の症状を緩めます。骨密度の低下やイライラ、ほてりなどさまざまな症状が表れます。カルシウムは骨を強くする以外にもイライラの解消にもつながります。ビタミンB群は神経の働きを正常に保ちます。

大豆

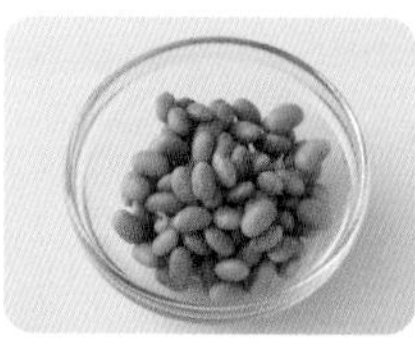

たんぱく質や、イソフラボン、サポニンなどが豊富。大豆が原料の豆腐もほぼ同じ栄養素。

牛乳

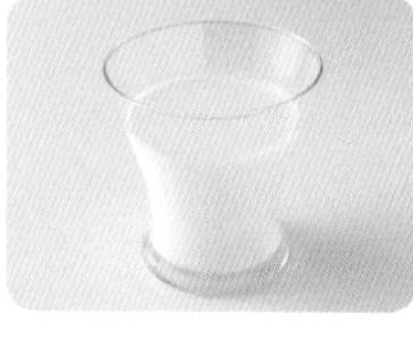

カルシウムや良質なたんぱく質が多く含まれている。他にはミネラルやビタミンB群も豊富。

めかぶ

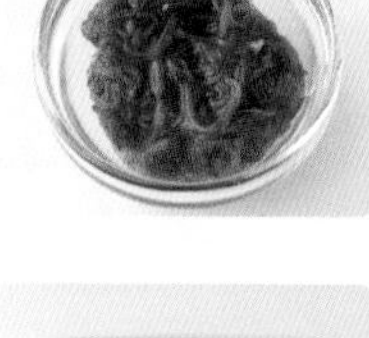

カルシウム、ヨード、ナトリウム、カリウム、食物繊維が豊富。ホルモンバランスの働きが改善。

鶏ささ身

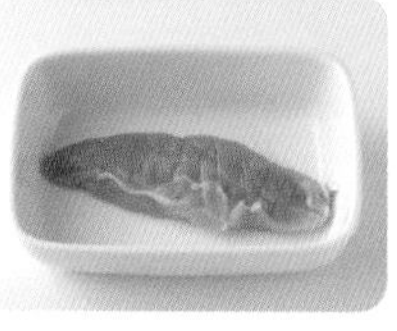

たんぱく質やアミノ酸、ビタミンB群、Aなどが豊富。他にトリプトファンやナイアシンなども。

その他の食材
かに、豆腐、豆乳（たんぱく質）、
チーズ（カルシウム）、
グリンピース（ビタミンB群）

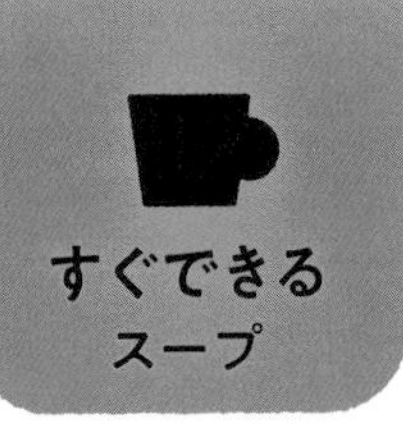

めかぶとかに缶とセロリのスープ

材料（1人分）

味つけめかぶ（１パック・40g）
かに缶（30g）
セロリ（50g）— 薄切り

調味料

酒…大さじ１　塩…小さじ¼弱

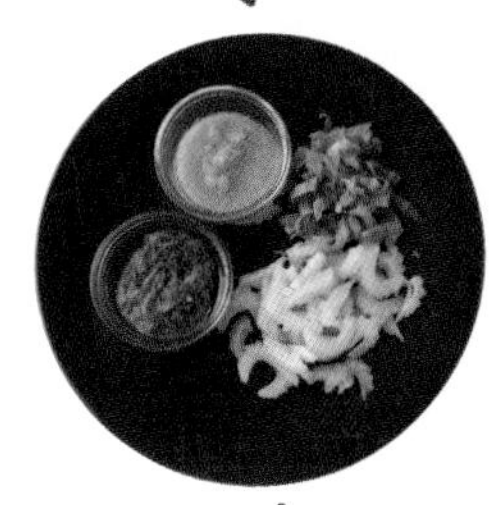

作り方

水（200cc）とかに缶の汁のみをひと煮立ちさせ、セロリとめかぶを加える。酒と塩で調味し、かにの身を入れる。

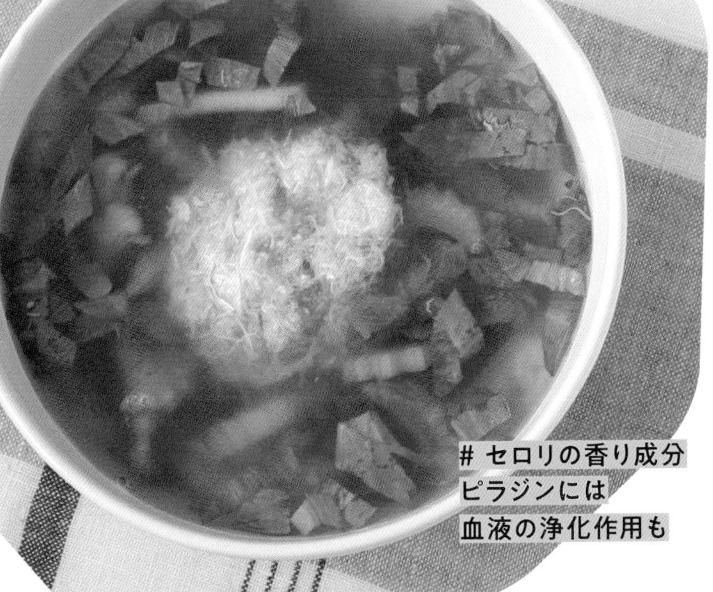

セロリの香り成分
ピラジンには
血液の浄化作用も

主菜になる
スープ

ささ身とじゃがいもの みそスープ

材料（1人分）

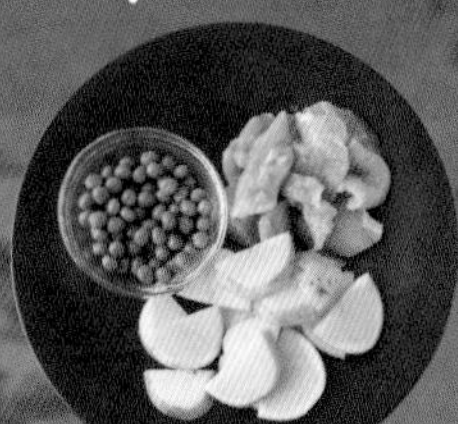

鶏ささ身(80g)
— ひと口大に切る
じゃがいも(小1個・100g)
— 半月切り
グリンピースの缶詰(50g)
牛乳(100cc)

調味料

みそ…大さじ1 ⅓

作り方

水(100cc)とじゃがいもをひと煮立ちさせ、ささ身とグリンピース、牛乳を加え、火を通し、みそで調味する。

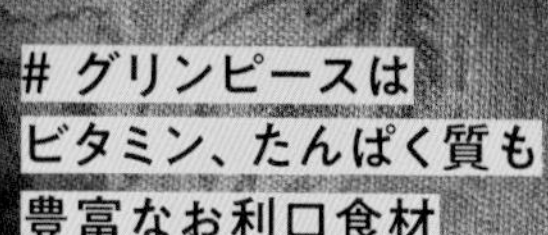

グリンピースは
ビタミン、たんぱく質も
豊富なお利口食材

作りおき
スープ

豆腐と大豆の豆乳スープ

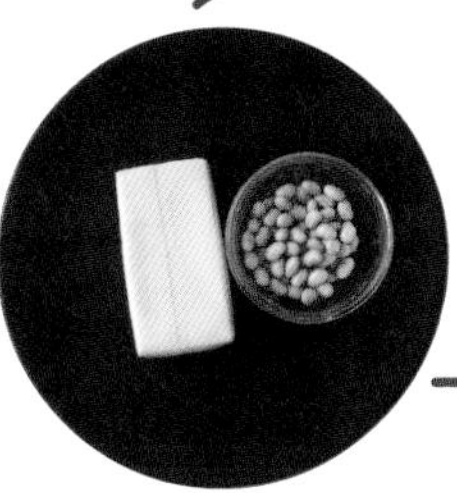

材料(2〜3人分)

絹ごし豆腐(大1丁・400g)
大豆水煮缶(1缶・100g)
— 水をきる
豆乳(400cc)

調味料
みそ…大さじ2 ½
粉チーズ…大さじ3

作り方

豆乳を火にかけ、豆腐と大豆を加え、豆腐を少し崩しながら火を通す。みそで調味し、粉チーズをふる。

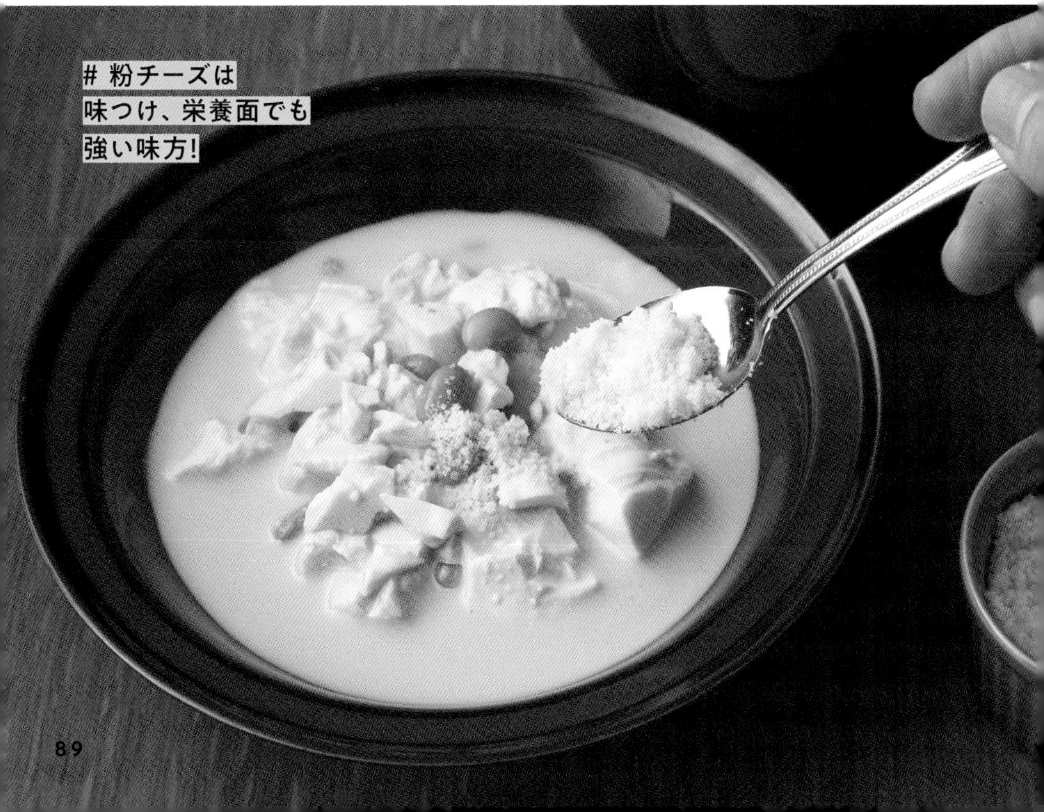

粉チーズは味つけ、栄養面でも強い味方!

症状

17 骨密度が減少する前に

摂りたい栄養素

・カルシウム
・たんぱく質
・ビタミンD、C

骨密度をアップさせて骨折を予防

加齢とともに骨密度が低下し、ひどいとちょっとした拍子に骨折することもある骨粗しょう症。骨の強化に欠かせない筆頭がカルシウムですが、吸収率はあまりよくありません。意識して摂取することが大切です。骨の質を高める重要な成分はコラーゲンで、その原料はたんぱく質。良質なものを摂りましょう。ビタミンDは腸でカルシウムの吸収を助ける働きがあります。

しらす

カルシウムやビタミンD、B12などが多い。しらすは特定の魚ではなく、カタクチいわしや真いわしの稚魚のこと。

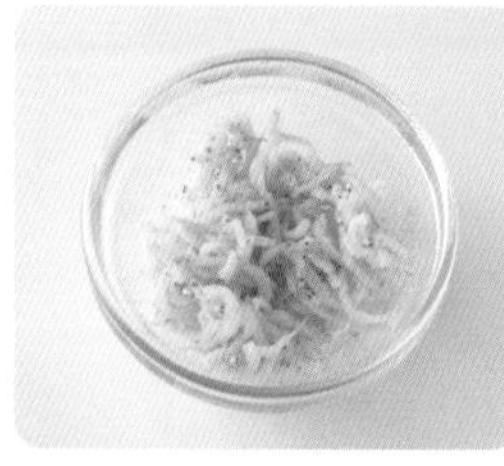

鮭

たんぱく質が豊富だが、ビタミン類やDHA、EPA、アスタキサンチンなども多い。ちなみに鮭は白身魚。

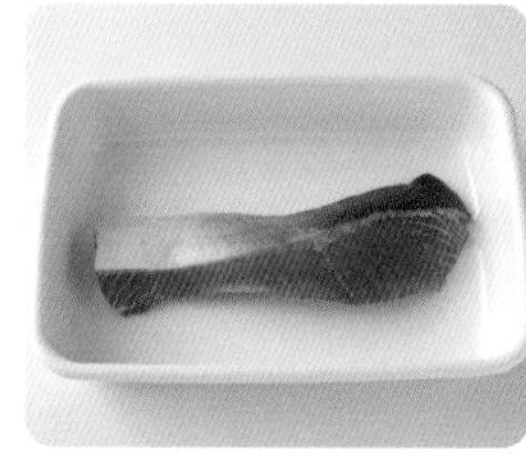

まいたけ

ビタミンDや食物繊維、カリシウムなどが豊富。他にもミネラルやビタミンCなど幅広い栄養素を含んでいるのも特徴。

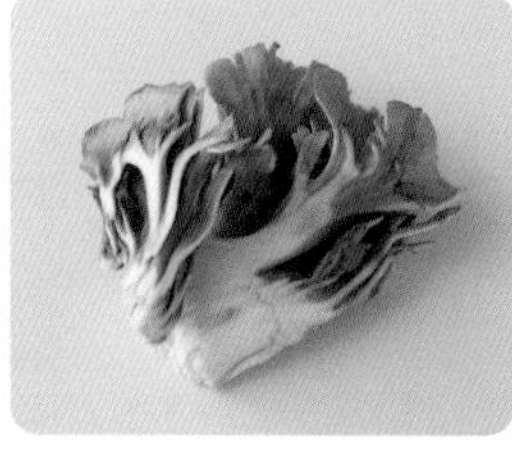

その他の食材

ちくわ、さつま揚げ、干ししいたけ（ビタミンD)、ブロッコリー、ちんげん菜、れんこん（ビタミンC)、もやし（たんぱく質)、牛乳（カルシウム）

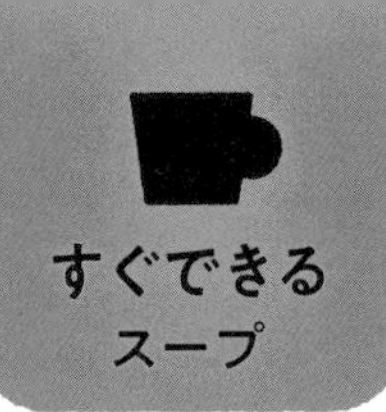

すぐできるスープ

まいたけとさつま揚げとれんこんの牛乳スープ

Part 3
体質改善・アンチエイジング

材料(1人分)

まいたけ(½パック・50g)ーほぐす
さつま揚げ(1枚)
れんこん(50g)
ーともに食べやすい薄切り
牛乳(100cc)

調味料
塩…小さじ⅓
こしょう…少々

作り方

水(100cc)と材料全部にフタをし、やわらかくなるまで蒸し煮にする。牛乳を注ぎ、塩、こしょうする。

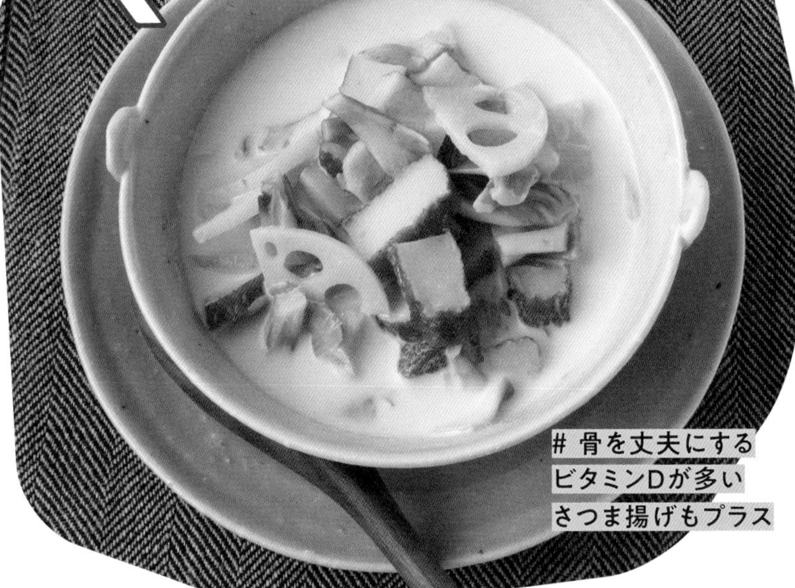

骨を丈夫にするビタミンDが多いさつま揚げもプラス

主菜になる
スープ

ちんげん菜と干ししいたけとしらすのスープ

しらすと牛乳で
カルシウムを
しっかり摂りましょう

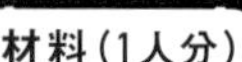

材料（1人分）

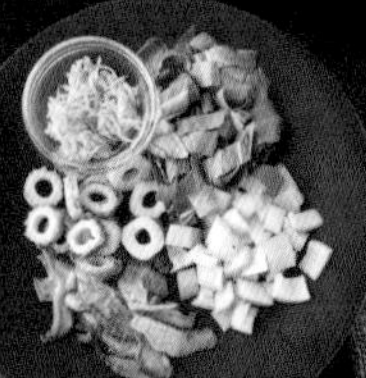

ちんげん菜（50g）― ざく切り
干ししいたけスライス（5g）
― 水100ccに10分漬けて戻し、戻し汁は取っておく
しらす（10g）
ちくわ（1本）― 輪切り
牛乳（100cc）

調味料

しょうゆ…小さじ1

作り方

干ししいたけの戻し汁（100cc）と材料全部を火にかける。牛乳を注ぎ、しょうゆで調味する。

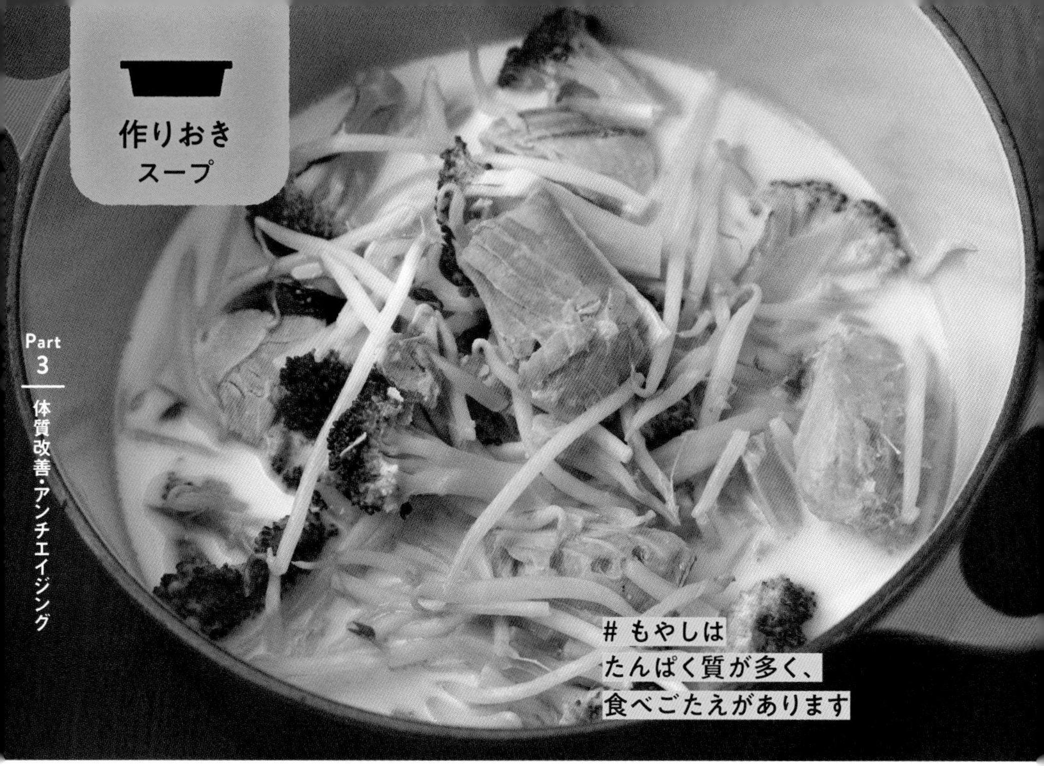

作りおき
スープ
もやしは
たんぱく質が多く、
食べごたえがあります

鮭とブロッコリーともやしのスープ

材料（2〜3人分）

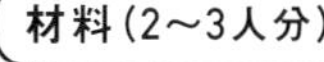

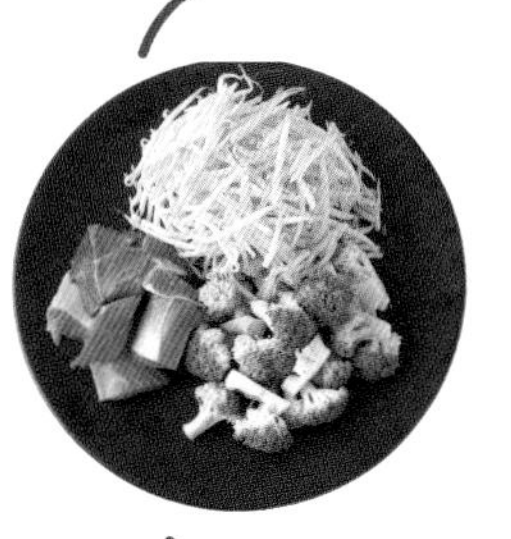

生鮭（2切れ・160g）
— ひと口大に切る
ブロッコリー（150g）
— 小房に分ける
もやし（200g）
牛乳（200cc）

調味料
塩…小さじ1強
こしょう…少々

作り方

湯（100cc）を沸かし、材料全部と牛乳を入れ、塩、こしょうする。

症状

18 体臭が気になったら

摂りたい栄養素

- ・カリウム
- ・ビタミン類
- ・クエン酸

きゅうり

カリウムやビタミンC、K、食物繊維が多い。カリウムとビタミンCは水溶性の栄養なので水にさらさないほうがよい。

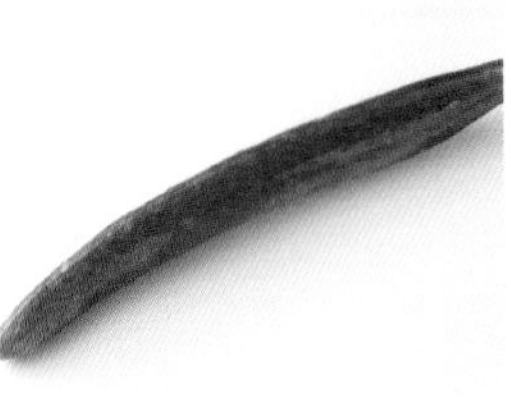

レモン

クエン酸が多く含まれ、たんぱく質や脂質の酸化を抑制し、酸化臭を防ぐ。また、ビタミンCも多く含まれている。

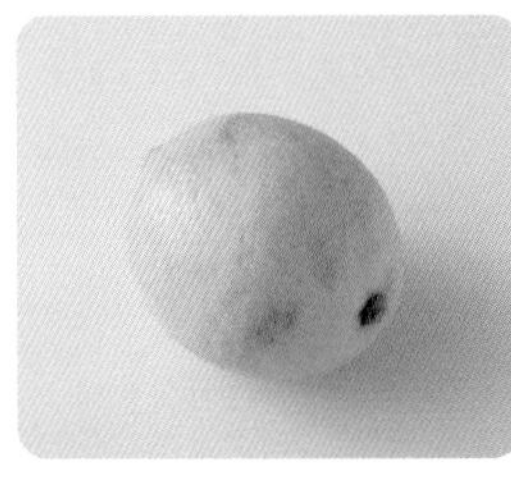

じゃがいも

ビタミンCやB、カリウムが多く含まれている。特にビタミンCの含有量はみかんやほうれん草と同じくらい。

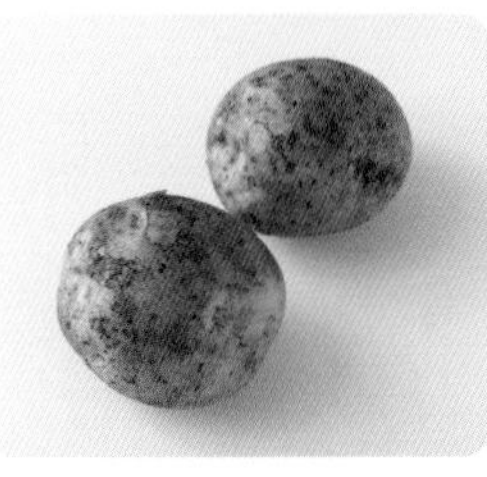

その他の食材

ごま（ビタミン類）、わかめ、もずく（カリウム）、カリフラワー（ビタミン類、カリウム）

塩分と脂質の摂り過ぎに注意！

中高年特有の加齢臭は知らないうちに周囲を不快にさせることも。加齢臭は皮脂腺の中の脂肪酸と過酸化脂質が結びつくことで生じる物質が原因。年齢とともに脂肪酸と過酸化脂質の分泌量が増えてくるので、塩分や脂質の摂り過ぎは加齢臭につながります。カリウムは体内の余計な塩分を排出。特にじゃがいものビタミンCは加熱しても壊れにくいといわれています。

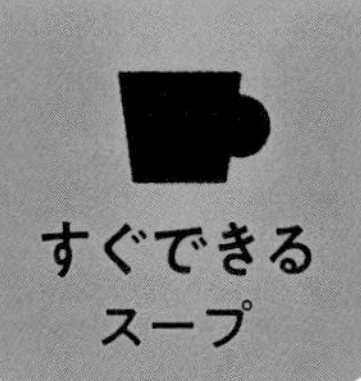

すぐできる
スープ

きゅうりとわかめの冷製スープ

材料（1人分）

きゅうり（½本・50g）— 輪切り
乾燥わかめ（2g）— 戻す
好みのふりかけ（1袋か2～3g）

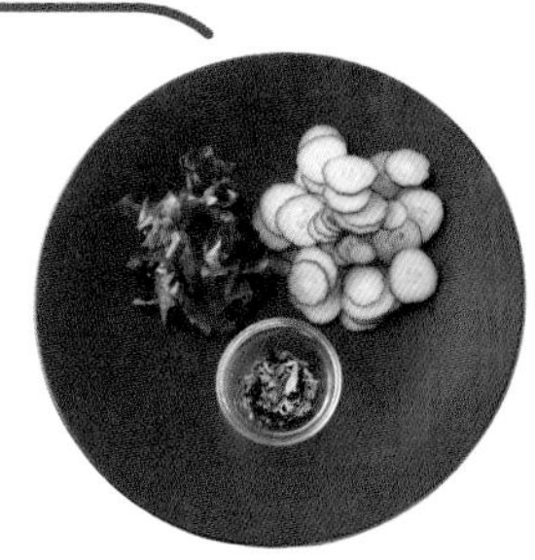

調味料

白ごま…大さじ½
塩…少々　ごま油…小さじ1

作り方

器にきゅうりとわかめを入れ、冷水（200cc）を注ぎ、ふりかけ、ごまを加え、塩とごま油で調味する。

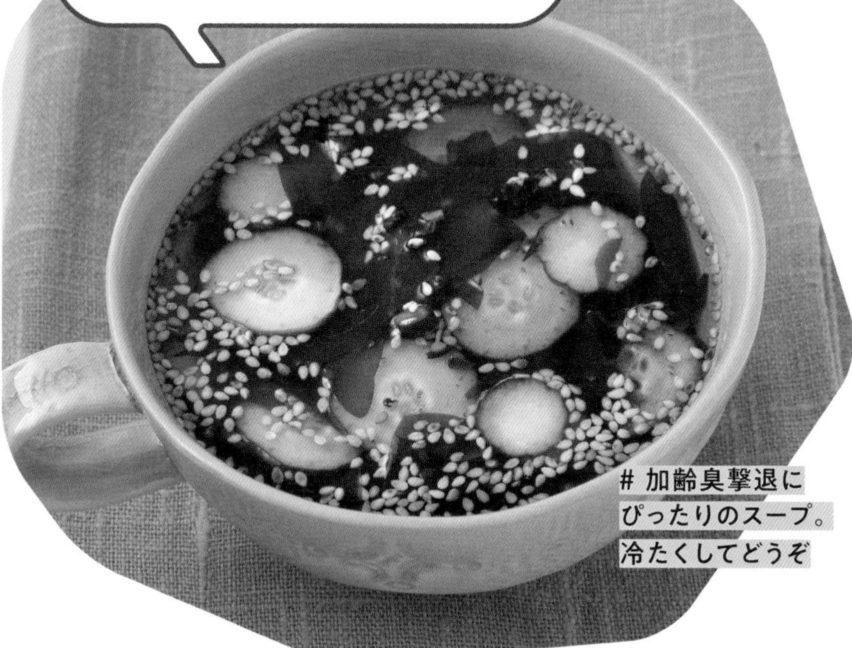

加齢臭撃退にぴったりのスープ。冷たくしてどうぞ

もち麦入りさば缶ともずくとレモンの冷製スープ

材料（1人分）

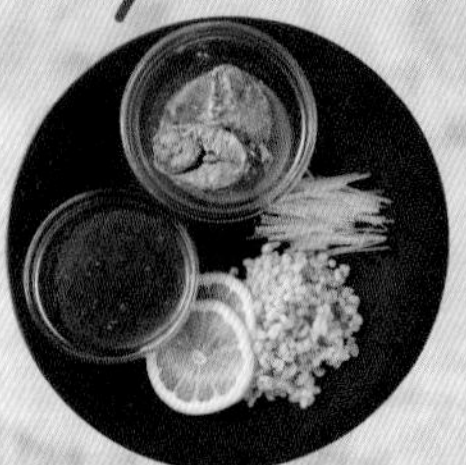

もち麦（50g）— ゆでる
さば水煮缶（½缶・100g）
味つきもずく（1パック・70g）
レモンスライス（2枚）
しょうが（10g）— せん切り

調味料

塩…小さじ¼

作り方

器にさば缶を汁ごと入れ、材料全部を加え、冷水（200cc）を注ぎ、塩をする。

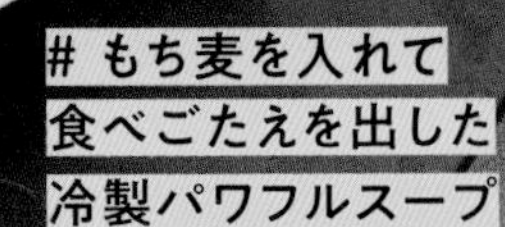

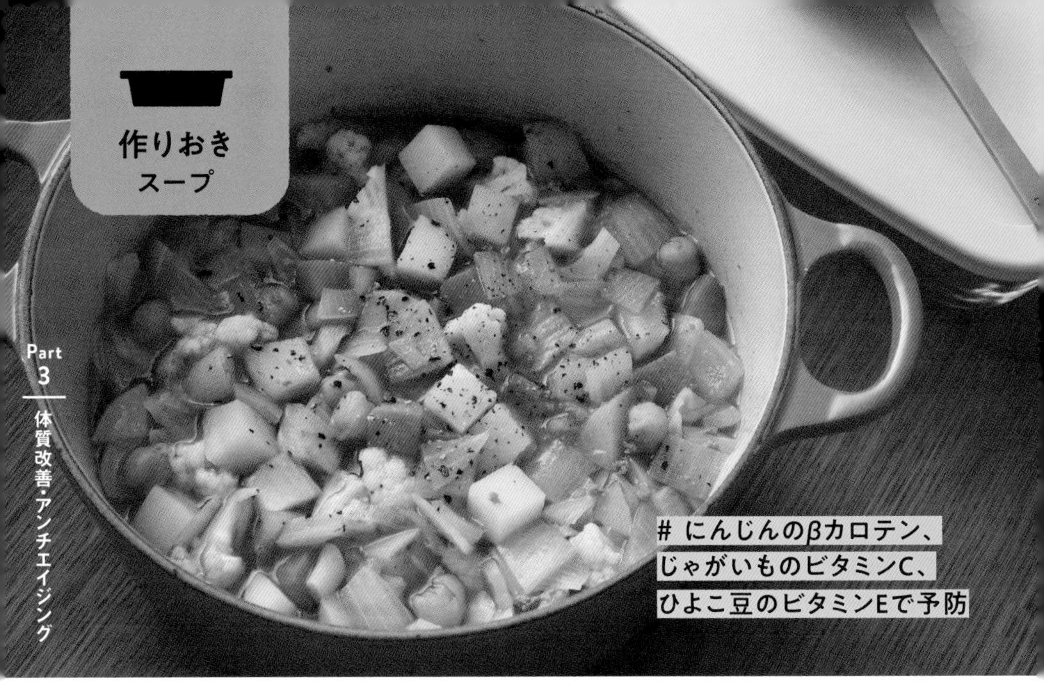

作りおき
スープ
にんじんのβカロテン、
じゃがいものビタミンC、
ひよこ豆のビタミンEで予防

ひよこ豆と合いびき肉のスープ

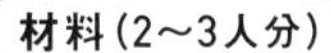

材料（2～3人分）

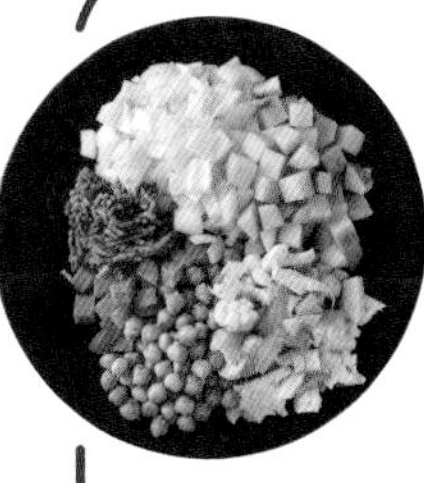

ひよこ豆水煮缶（1缶・100g）
—水をきる
合びき肉（100g）
—熱湯で手早く洗う
たまねぎ（1個・200g）
にんじん（⅓本・50g）
じゃがいも（中1個・150g）
—すべて角切り
カリフラワー（100g）
—他の野菜と同じぐらいに切る

調味料

サラダ油…大さじ1
塩…小さじ1強
こしょう…少々
カレー粉…小さじ½

作り方

サラダ油でひき肉と野菜、ひよこ豆を炒め、水（400cc）を注ぎ、ひと煮立ちさせる。塩、こしょう、カレー粉で調味する。

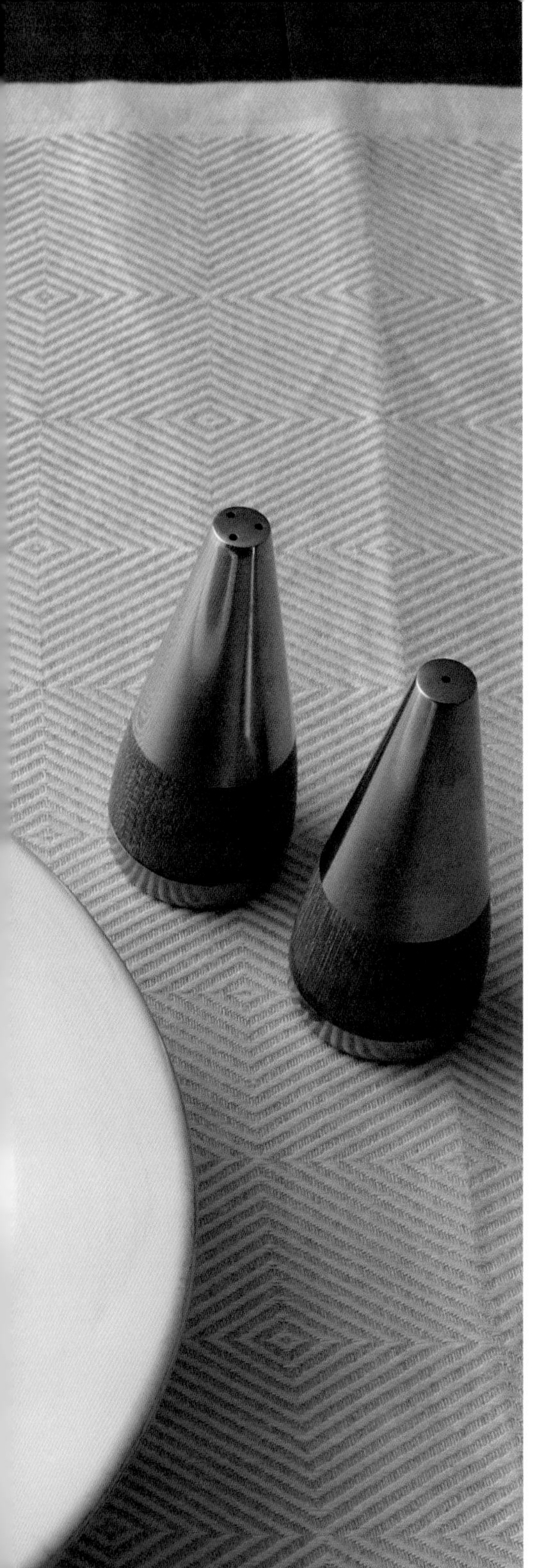

PART

4

健康診断の結果が気になる

高血圧／高血糖／高コレステロール
中性脂肪／尿酸値／貧血／腎機能

高血圧や高血糖、高コレステロール、
中性脂肪などは放置しておくと、
重大が病気につながる可能性が大。
健康診断でこれらの数値が
気になり始めたら、
今までよりも塩分を控えたり、
脂肪分の少ない食材を選んだりと
毎回の食事に気をつけることが大事です。
DHAやEPA、食物繊維などが
きちんと摂れるスープを紹介します。

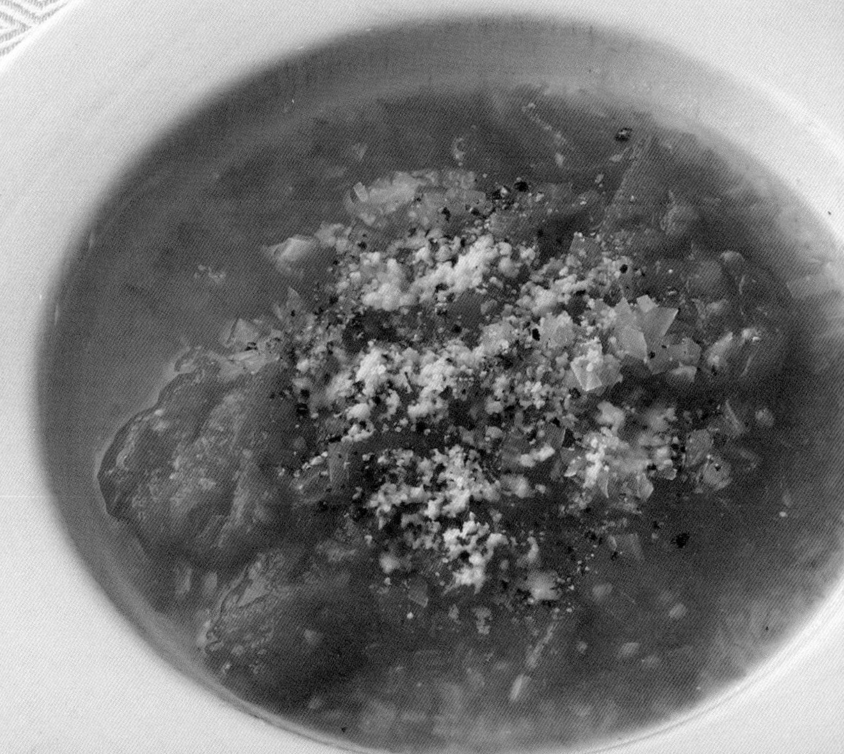

症状

19 血圧が高いなら

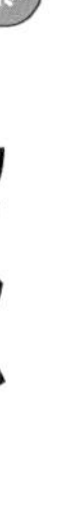

摂りたい栄養素

・カリウム
・カルシウム
・ビタミンD

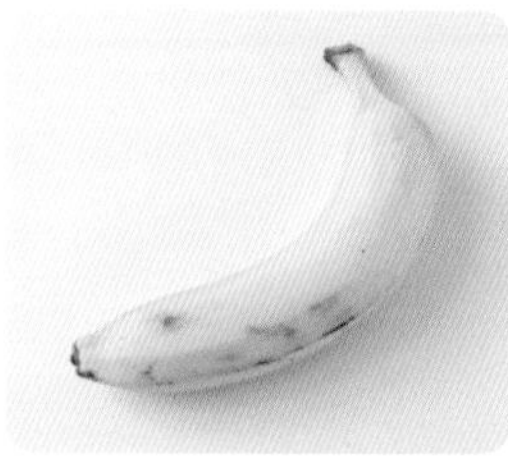

バナナ

カリウム、マグネシウム、食物繊維、ポリフェノールなどが豊富。ポリフェノールは熟したバナナほど多く含まれている。

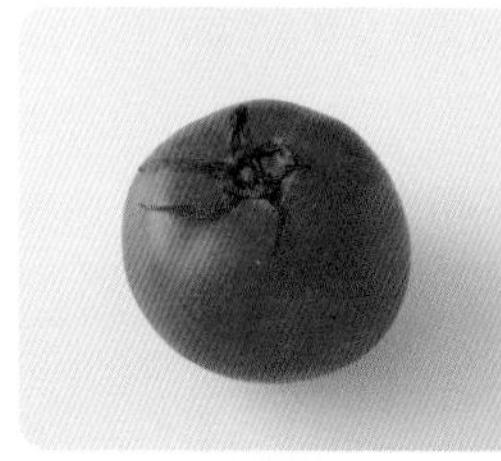

トマト

ビタミンCやβカロテン、リコピンが豊富。他にもカリウム、ルチン、ピオチンなども含まれている夏の代表的な野菜。

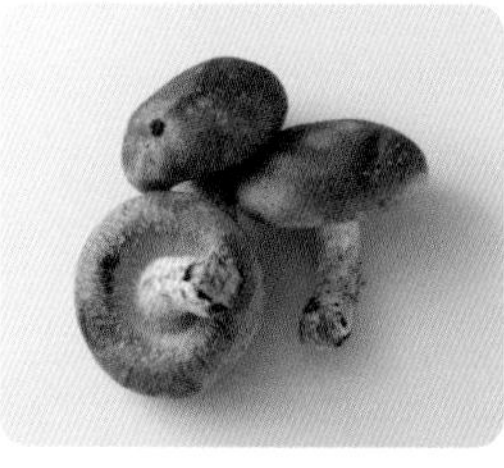

しいたけ・しめじ

しいたけ、しめじともに食物繊維やエルゴステロールなどを含む。エルゴステロールは日に当たるとビタミンDに変化。

その他の食材 キャベツ、さといも（カリウム）、アーモンド、ちくわ（ビタミンD）

塩分の排出効果のある野菜をメインに

さまざまな病気を併発するリスクが高いのが高血圧です。塩分の摂り過ぎやカルシウム不足が高血圧につながります。カリウムは体内の余計な塩分を排出します。カルシウムは血管などの細胞活動にも関係していて、不足すると血圧の上昇や血管の老化につながります。マグネシウムは血圧を下げるのに役立ちますが、それにはビタミンDの力が必要です。

すぐできるスープ

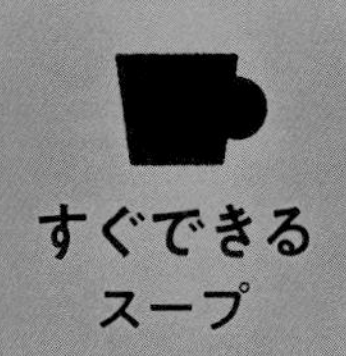

バナナとアーモンドと牛乳の冷製スープ

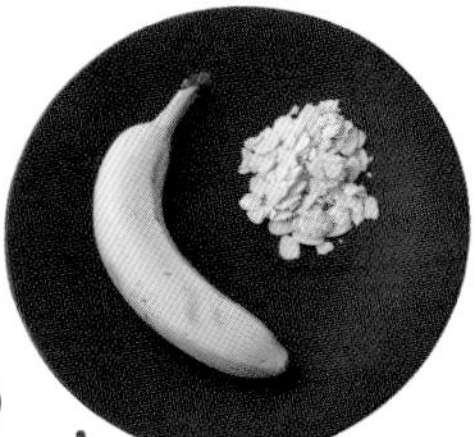

材料(1人分)

バナナ(1本) — つぶす
アーモンドスライス(大さじ2)
牛乳(100cc)

作り方

器にバナナを入れ、牛乳(100cc)を少しずつ注いでのばし、アーモンドをのせる。

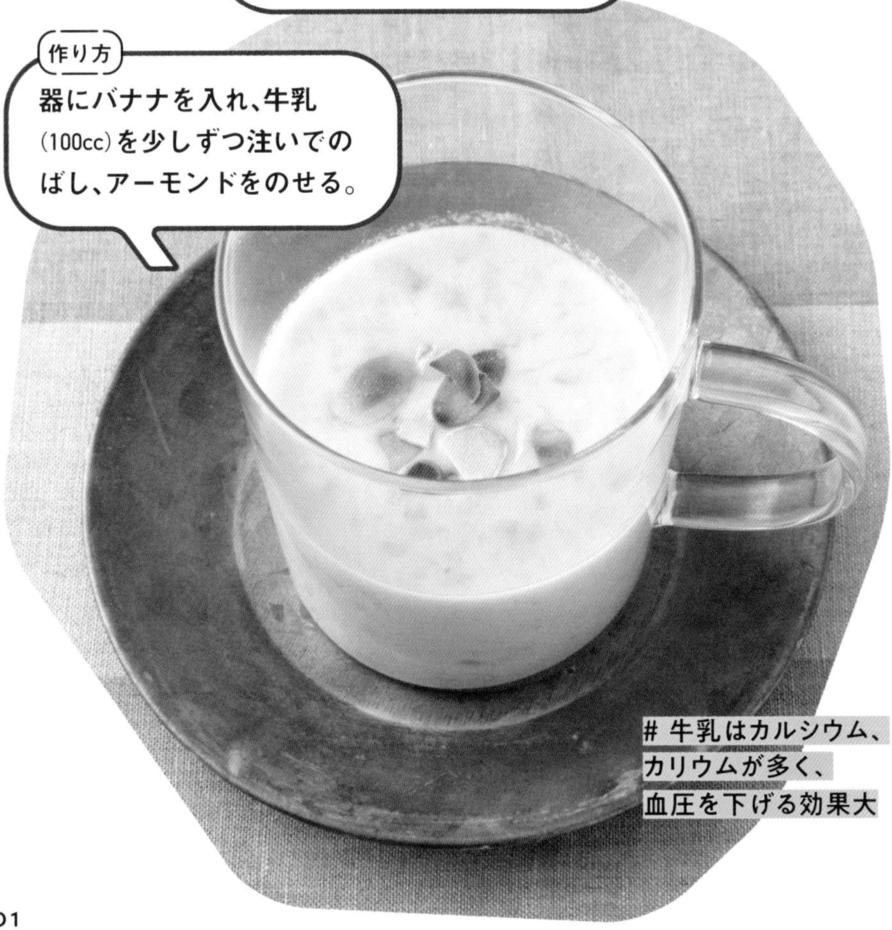

牛乳はカルシウム、カリウムが多く、血圧を下げる効果大

主菜になる
スープ

丸ごとトマトとたまねぎのスープ

材料(1人分)

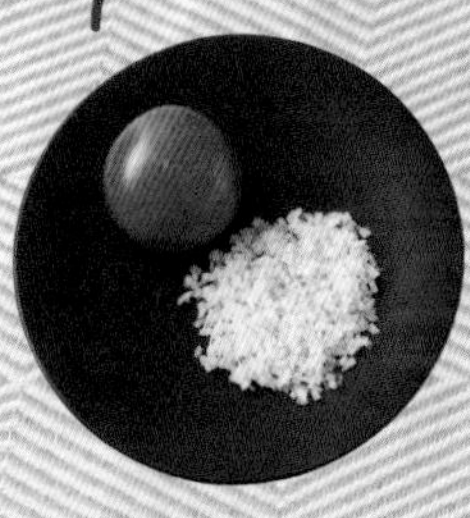

トマト(1個・200g)
たまねぎ(¼個・50g)
—みじん切り

調味料

塩…小さじ¼
黒こしょう…少々
粉チーズ…大さじ1

作り方

耐熱容器にトマトとたまねぎを入れ、ラップをし、トマトがやわらかくなるまでレンチンする。塩、こしょうし、粉チーズをふる。

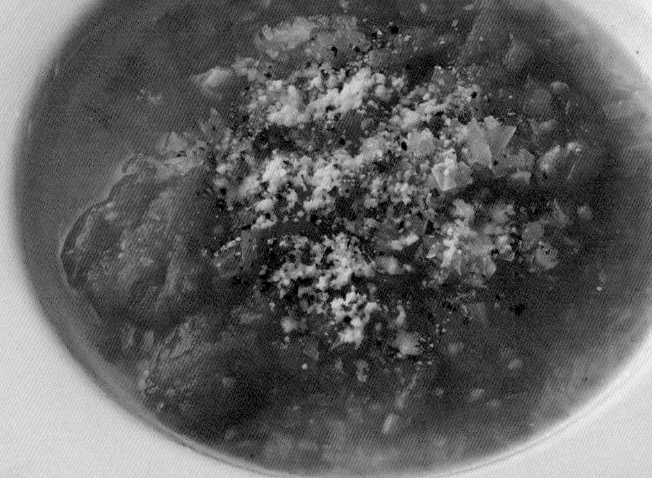

トマトのうま味と栄養が丸ごと摂れる簡単、即席スープ

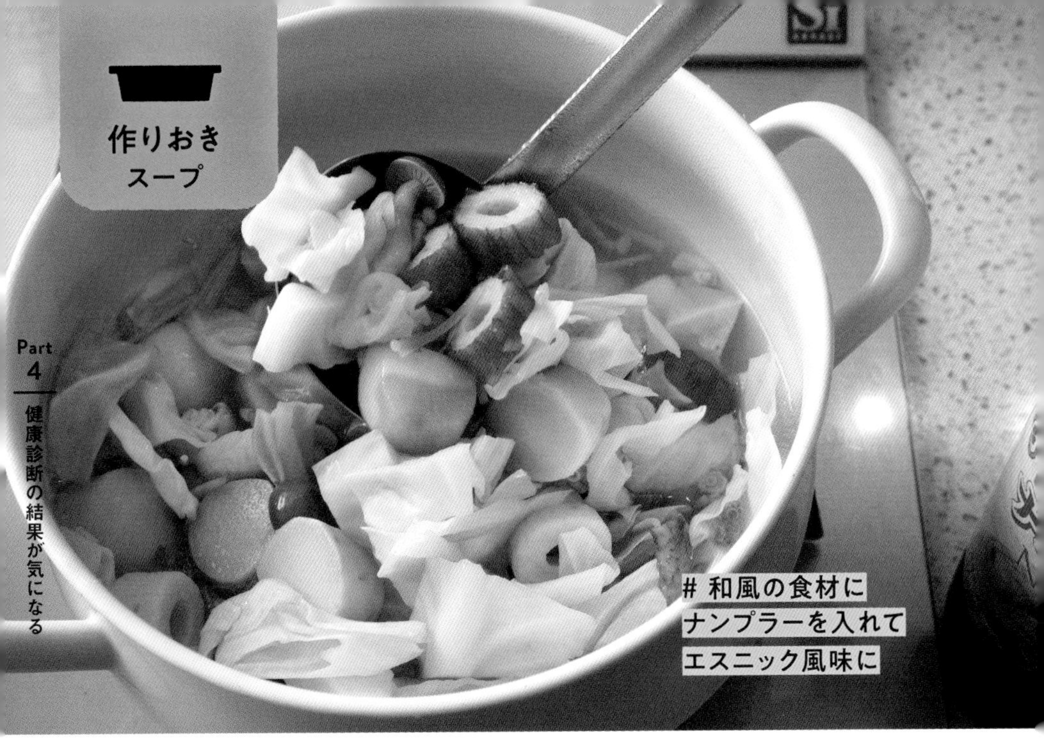

作りおき
スープ

Part 4 健康診断の結果が気になる

和風の食材に
ナンプラーを入れて
エスニック風味に

キャベツときのこのタイ風スープ

材料(2〜3人分)

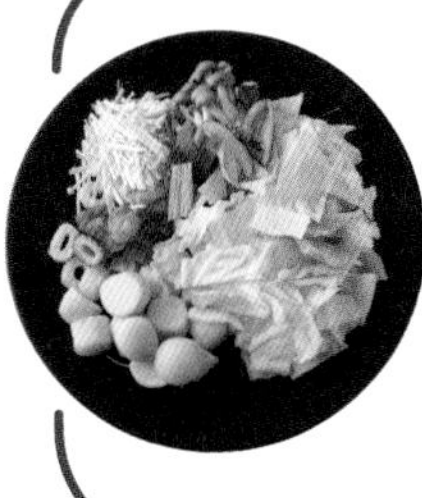

キャベツ(200g)
しいたけ・しめじ・
えのきだけ(合わせて100g)
さといも(200g)
— すべて食べやすい大きさに切る
ちくわ(2本) — 輪切り

調味料

ナンプラー…大さじ1 ½

作り方

水(400cc)と材料全部をさといもがやわらかくなるまで煮る。ナンプラーで味を調える。

症状

20 血糖値が高いなら

摂りたい栄養素
・水溶性食物繊維
・たんぱく質

食物繊維と良質なたんぱく質が大切

高血糖が続くと、血管や神経が痛手を受け、さまざまな合併症を起こすリスクが高まります。もち麦に含まれる水溶性の食物繊維は食後の血糖値の上昇を緩やかにします。朝食に牛乳を飲むと、牛乳に含まれる良質なたんぱく質が炭水化物の吸収を抑え、1日の血糖値をコントロールするといわれています。酢は血糖値の急激な上昇を抑制したり、血圧を下げる働きがあります。

もち麦

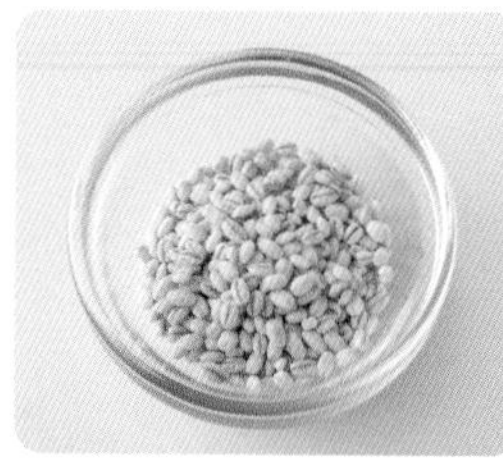

大麦βグルカンという水溶性食物繊維やたんぱく質、カリウム、マグネシウムなどが多く含まれている。食感もよい。

牛乳

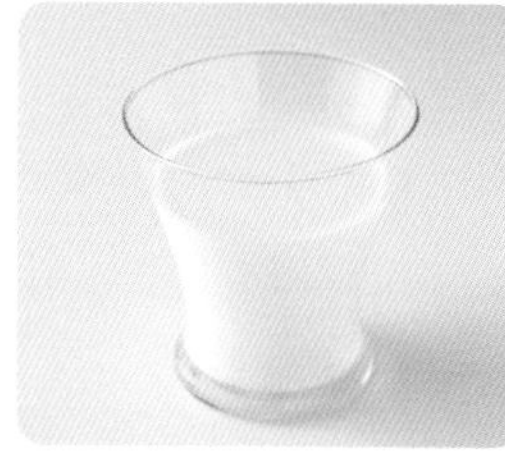

たんぱく質、脂質、炭水化物が含まれている。たんぱく質は体内で作られない必須アミノ酸を含んだ良質なもの。

酢

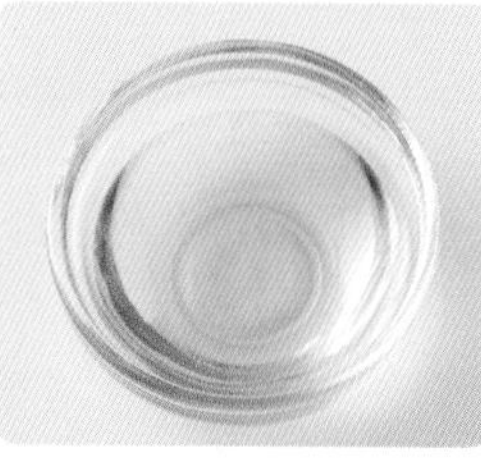

クエン酸や酢酸、アミノ酸など60種類以上の有機酸が含まれている。ただ、種類により含まれる栄養や量は異なる。

その他の食材　オクラ、納豆、ごぼう、わかめ（水溶性食物繊維）

すぐできるスープ

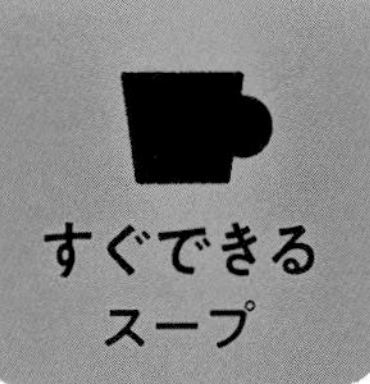

オクラとゴーヤと納豆の牛乳冷製スープ

材料（1人分）

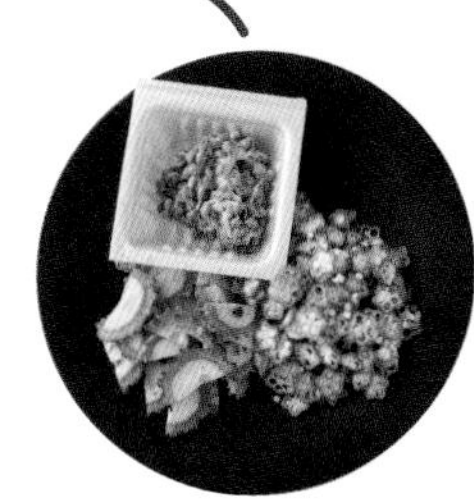

オクラ（5本・50g）— **小口切り**
ゴーヤ（50g）— **半月切り**
納豆（1パック）— **添付のたれ、からしを混ぜ合わせる**
牛乳（200cc）

調味料

しょうゆ…小さじ2強
酢…大さじ1

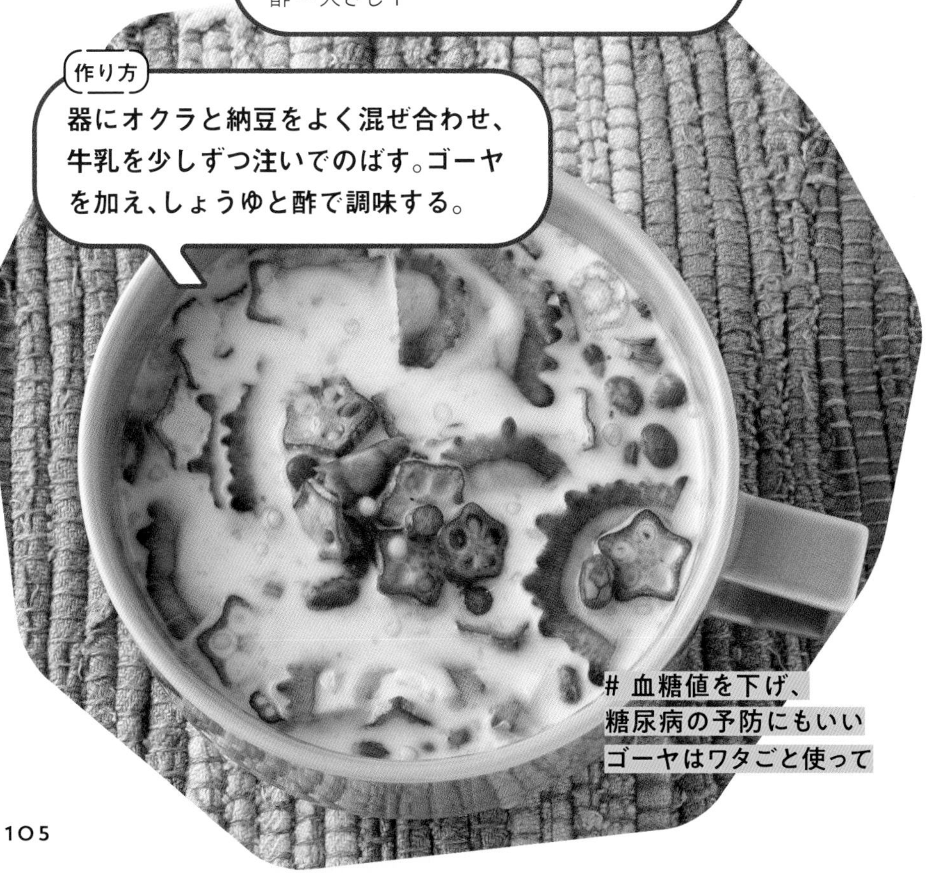

作り方

器にオクラと納豆をよく混ぜ合わせ、牛乳を少しずつ注いでのばす。ゴーヤを加え、しょうゆと酢で調味する。

血糖値を下げ、糖尿病の予防にもいいゴーヤはワタごと使って

主菜になるスープ

もち麦と魚肉ソーセージとわかめのスープ

材料（1人分）

もち麦（50g）
魚肉ソーセージ（1本）
　— 輪切り
乾燥わかめ（5g）— 戻す
卵（1個）

調味料

塩…小さじ½弱
こしょう…少々

作り方

水（300cc）ともち麦をひと煮立ちさせ、魚肉ソーセージを加え、約15分煮る。わかめを加え、塩、こしょうし、卵を静かに入れる。

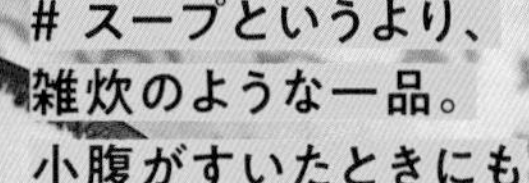

スープというより、
雑炊のような一品。
小腹がすいたときにも

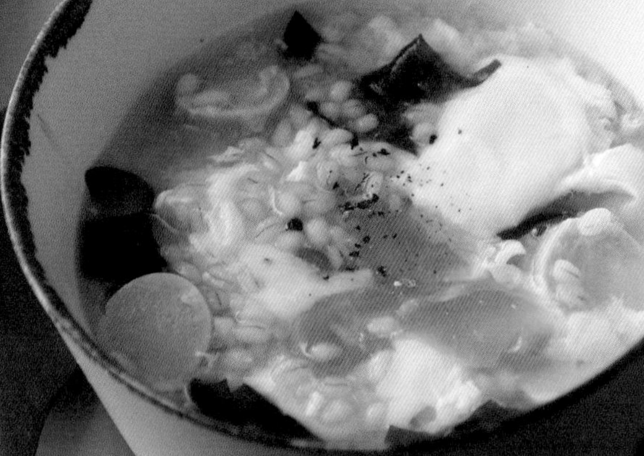

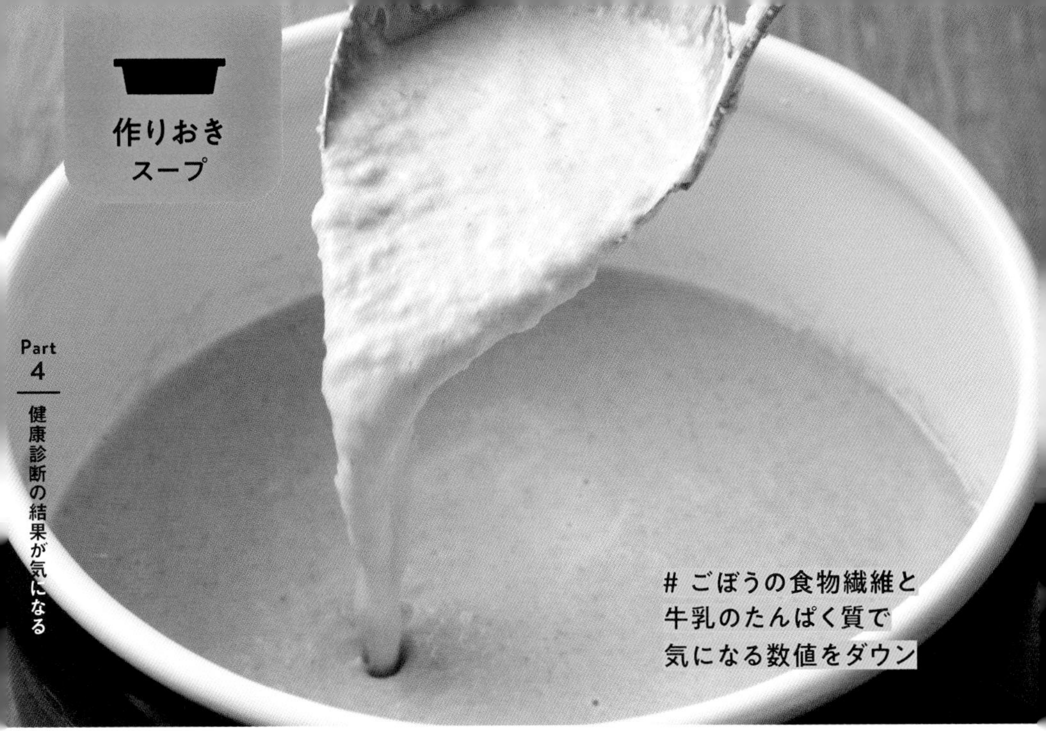

作りおき
スープ
ごぼうの食物繊維と
牛乳のたんぱく質で
気になる数値をダウン

ごぼうとまいたけとベーコンのポタージュ

材料（2〜3人分）

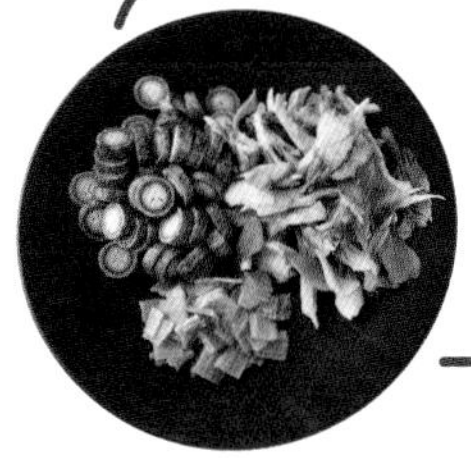

ごぼう（100g）— 輪切り
まいたけ（1パック・100g）— ほぐす
ベーコン（1枚・20g）— 角切り
牛乳（400cc）

調味料
塩…小さじ½強
こしょう…少々

作り方

牛乳以外の材料全部にフタをし、蒸し煮にする。ミキサーに移し、牛乳を注ぎ、なめらかになるまで回す。鍋に戻し、火にかけ、塩、こしょうする。

症状

21 コレステロール値が高め

摂りたい栄養素

・リコピン
・DHA、EPA
・アブラナ科食材

不飽和脂肪酸やリコピンを摂って

血中の悪玉コレステロールが過剰になると動脈硬化につながる原因になります。リコピンは悪玉コレステロールが酸化するのを抑えて血流をよくする働きがあるといわれています。DHAやEPAは血管の炎症を抑制し、動脈硬化を予防。アブラナ科の野菜は悪玉コレステロールの量を減らします。また、食物繊維は腸内でコレステロールを吸着するのに役立ちます。

トマト

リコピンやビタミンC、βカロテン、食物繊維などを多く含む。うま味成分のグルタミン酸やアスパラギン酸も。

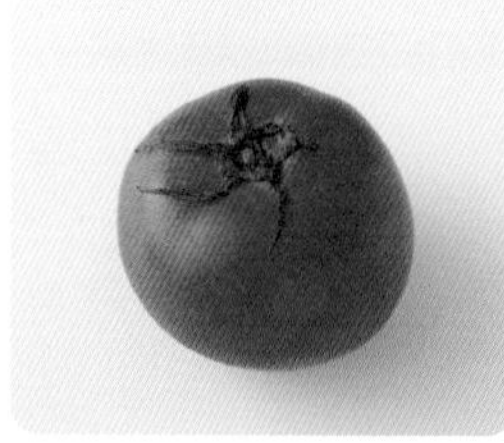

いわし水煮缶

DHAやEPA、カルシウム、たんぱく質が豊富。カルシウムの吸収率を上げるビタミンDも含まれる。高たんぱくで低糖質。

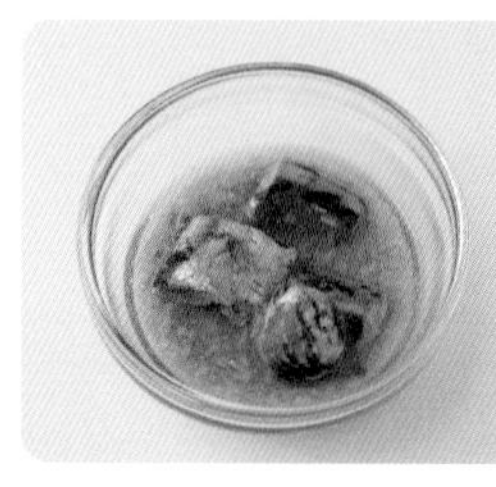

大根・大根の葉

アブラナ科の食材で、食物繊維やビタミン、ミネラルが含まれ、根よりも葉に豊富。葉にはβカロテン、葉酸、カルシウムも。

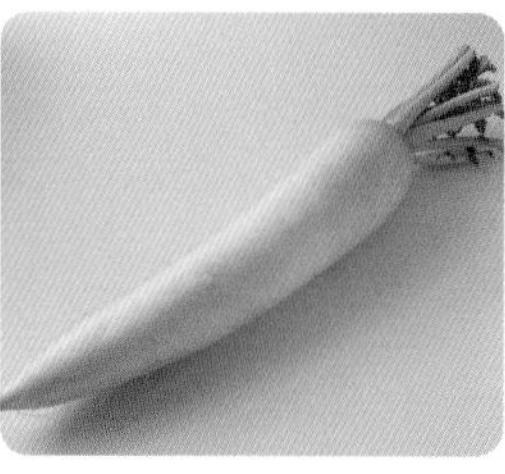

その他の食材　キャベツ、ブロッコリー（アブラナ科食材）

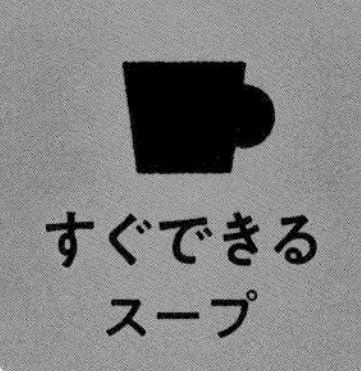

すぐできる
スープ

すりおろしトマトとキャベツの冷製スープ

材料(1人分)

トマト(1個・200g) — すりおろす
キャベツ(50g) — みじん切り

調味料

塩…小さじ¼
こしょう…少々
えごま油(アマニ油でも)…小さじ½

作り方

器にトマトとキャベツをよく混ぜ合わせ、塩、こしょうし、えごま油をかける。

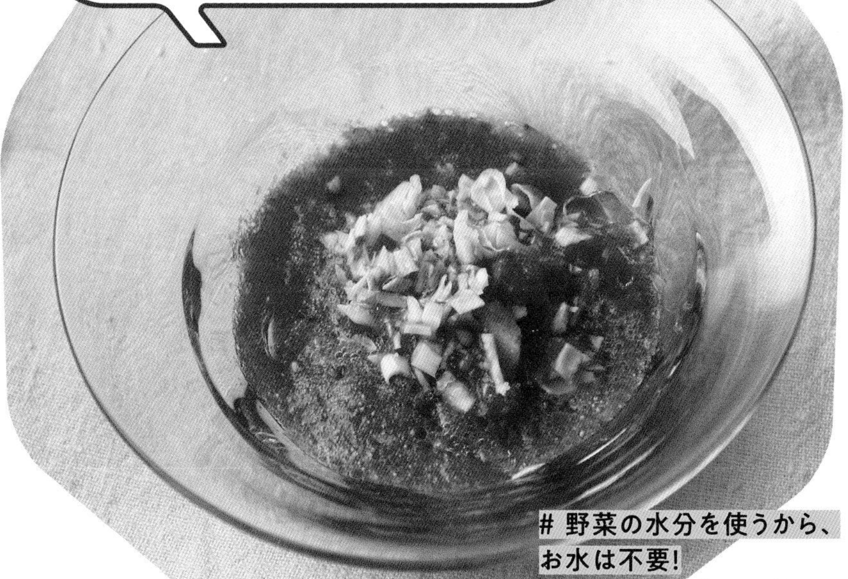

野菜の水分を使うから、お水は不要!
良質の油をプラスして

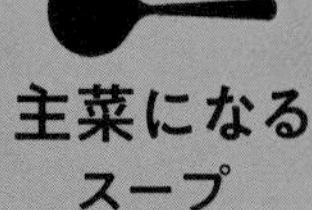

いわし水煮缶とブロッコリーのトマトスープ

材料(1人分)

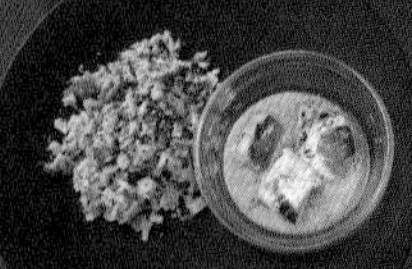

いわし水煮缶(½缶・75g)
ブロッコリー(50g)
— 粗みじん切り
トマトジュース(100cc)

調味料

塩…小さじ¼
こしょう…少々

作り方

水(100cc)とトマトジュースを火にかける。ブロッコリーといわし缶を汁ごと加え、塩、こしょうする。

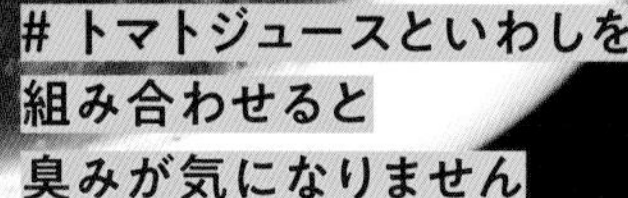

トマトジュースといわしを組み合わせると臭みが気になりません

作りおき
スープ

大根と桜えびの洋風スープ

材料（2〜3人分）

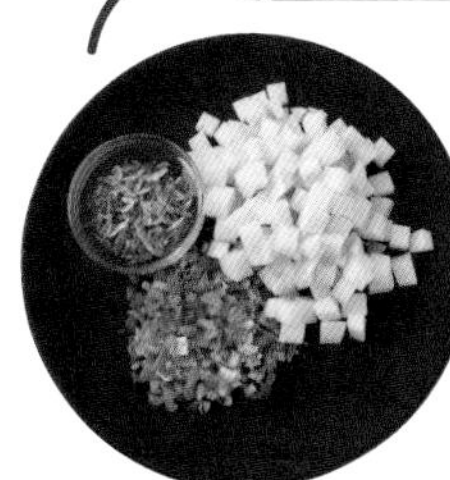

大根(300g) — **角切り**
大根の葉(30〜50g)
— **小口切り**
桜えび(10g)

調味料
オリーブ油…大さじ1
塩…小さじ3/4
こしょう…少々

作り方

オリーブ油で大根をこんがり焼き、水(400cc)を注ぎ、ひと煮立ちさせる。塩、こしょうし、大根の葉と桜えびを加える。

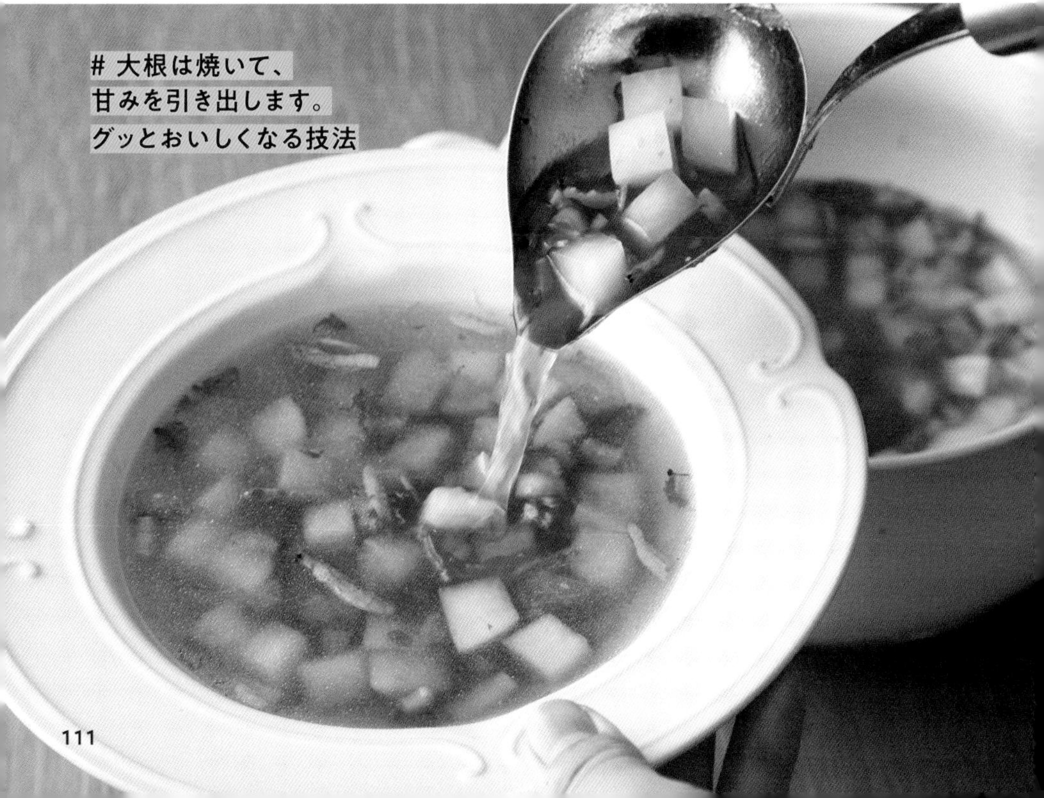

大根は焼いて、
甘みを引き出します。
グッとおいしくなる技法

症状

22 中性脂肪が高いなら

摂りたい栄養素

・DHA、EPA
・食物繊維

食物繊維や魚の良質な脂肪を摂る

中性脂肪が多いと肥満になりやすく、多い状態が長く続くと動脈硬化のリスクが高くなります。高コレステロールの予防と同様に血管の炎症を抑えるのがDHAやEPA。食物繊維は第6の栄養素ともいわれ、食後の血糖値の上昇を緩やかにしたり、コレステロールの低下にもつながります。カロリーも低いので生活習慣病の予防にもいい栄養素の1つです。

さば水煮缶

DHA、EPA、たんぱく質、ビタミンD、カルシウムが豊富に含まれている。缶詰なら、さばの栄養素を丸ごと摂れる。

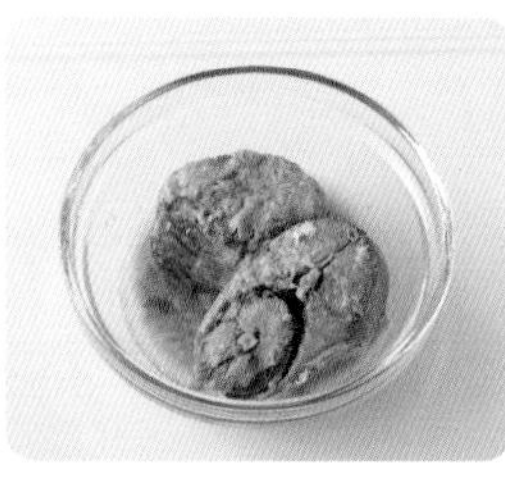

切干し大根

食物繊維やカルシウム、ビタミンB1、B2、カリウムなどが多く含まれている。いずれも生の大根に比べ、含有量が多い。

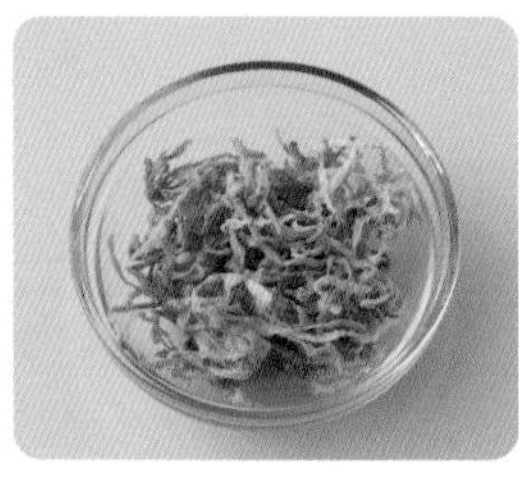

小豆

食物繊維、カルシウム、カリウムなどが多く含まれている。不溶性の食物繊維はごぼうよりも小豆のほうが多い。

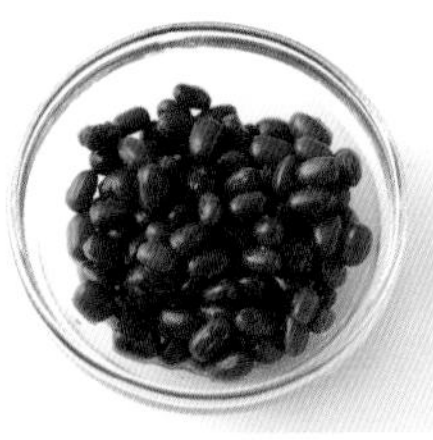

その他の食材　わかめ、昆布、高野豆腐、ごぼう、こんにゃく（食物繊維）

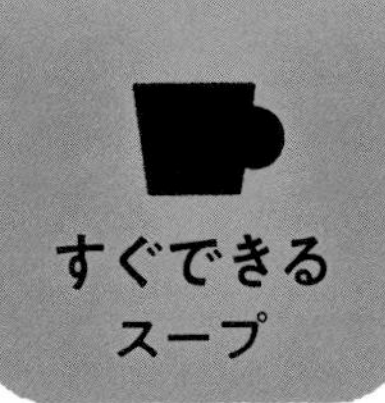

さば水煮缶とおろしきゅうりの冷製スープ

材料（1人分）

さば水煮缶（½缶・100g）
きゅうり（½本・50g）　しょうが（10g）
— ともにすりおろす
乾燥わかめ（5g）— 戻す
塩昆布（2g）

調味料
しょうゆ
…小さじ1

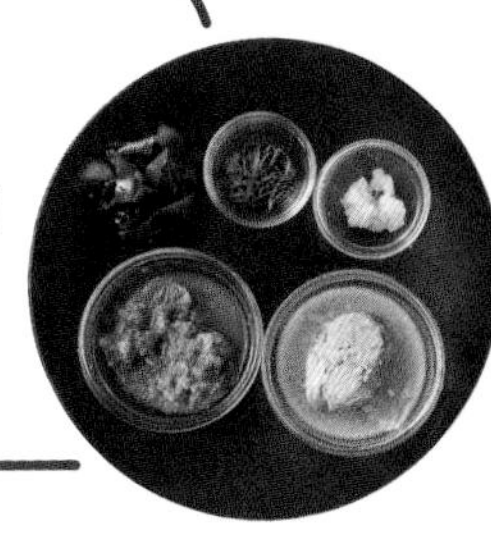

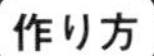

作り方

器に材料全部と水（150cc）、氷（適量）を入れる。

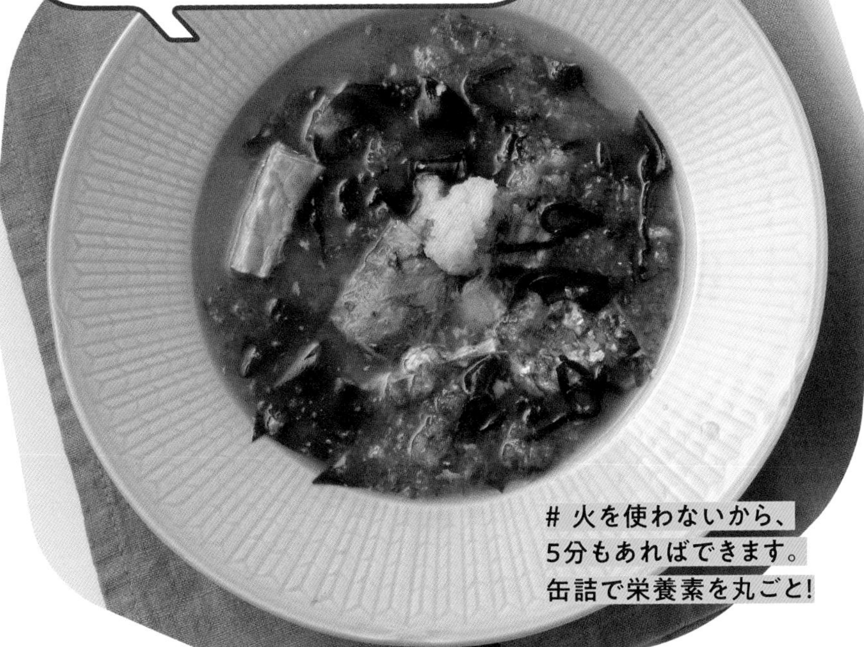

火を使わないから、
5分もあればできます。
缶詰で栄養素を丸ごと!

主菜になる
スープ

鮭水煮缶と切干し大根のスープ

材料（1人分）

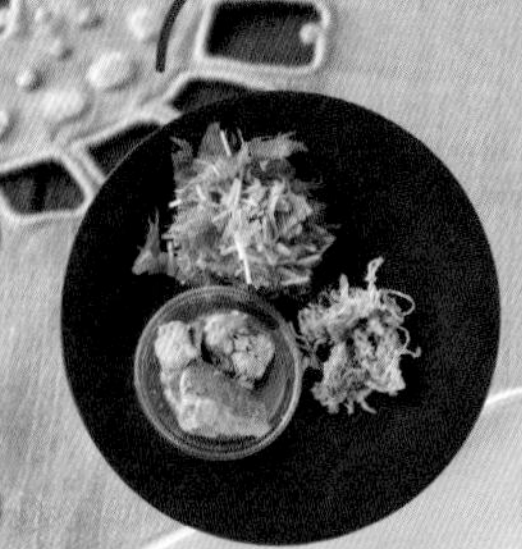

鮭水煮缶（½缶・90g）
切干し大根（10g）— 200ccの水で30回もみ、ざく切り。戻し汁は取っておく
水菜（30g）— ざく切り

調味料

塩…小さじ⅓弱

作り方

切干し大根と戻し汁を火にかけ、鮭缶は汁ごと、水菜を加え、塩で調味する。

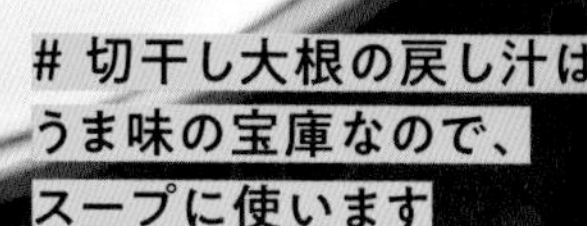

切干し大根の戻し汁は
うま味の宝庫なので、
スープに使います

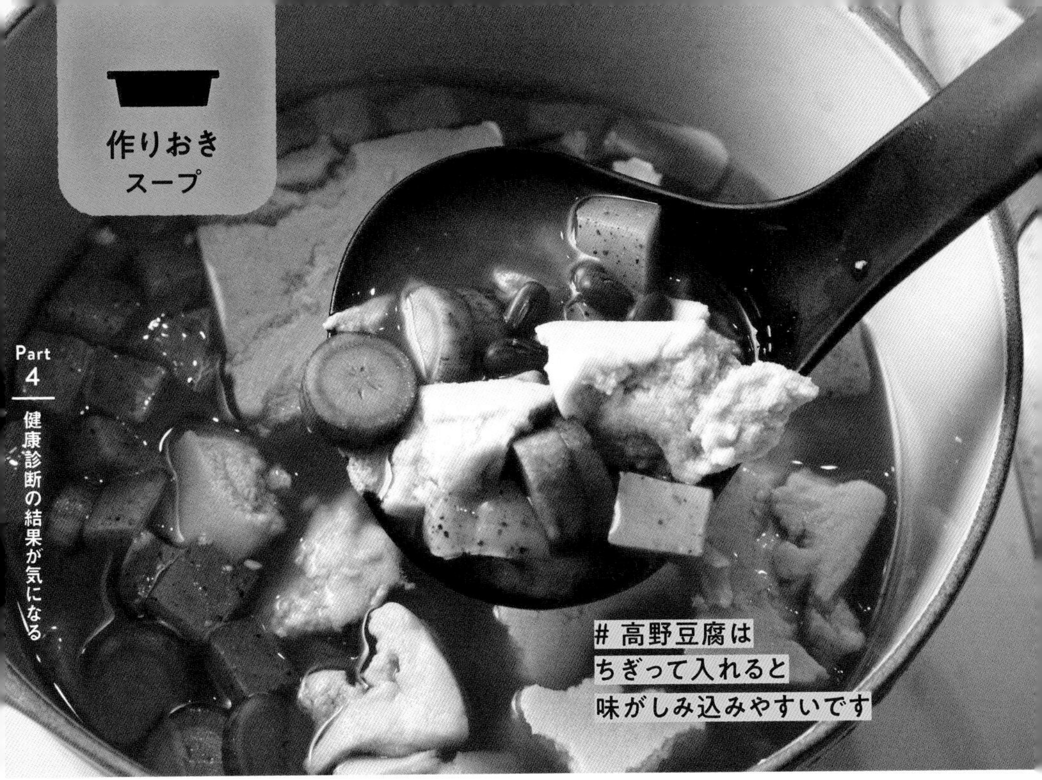

作りおき
スープ

Part 4 健康診断の結果が気になる

高野豆腐は
ちぎって入れると
味がしみ込みやすいです

高野豆腐と小豆のスープ

材料（2～3人分）

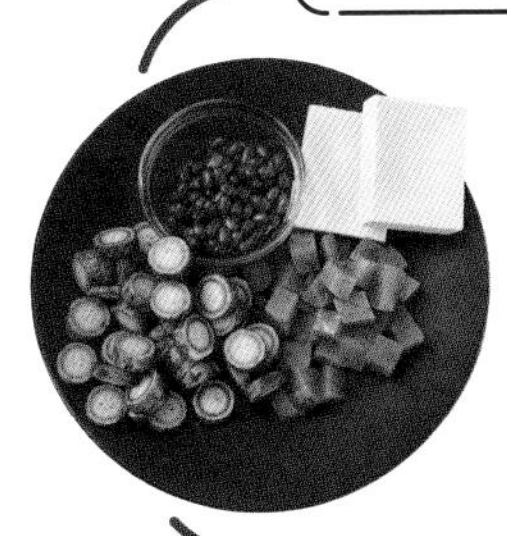

高野豆腐（2枚）
— 沸騰直前の湯に
5分浸して戻す
ごぼう（100g）— 輪切り
こんにゃく（100g）— 角切り
煮小豆（50g）

調味料

水…400cc
しょうゆ…大さじ1 ½

作り方

水（400cc）とごぼう、こんにゃく、水気を絞った高野豆腐をちぎりながら入れ、フタをし、5分蒸し煮にする。小豆をつぶしながら加え、しょうゆで調味する。

症状

23 尿酸値が高いなら

摂りたい栄養素

・海藻類
・野菜類
・牛乳

※ここの表記は栄養素ではありません。

プリン体の多い食品を避けて

尿酸は食べものに含まれるプリン体という物質が体内で分解されてできた老廃物のことです。通常は尿と一緒に排出されますが、体内に溜まった状態が続くと痛風の原因にもなり、尿が酸性になると起こりやすくなります。海藻類や野菜などプリン体の少ない食品や、牛乳など尿酸の排出を促進する乳製品を、日頃から意識して摂るようにしましょう。

もずく

食物繊維の一種フコイダンやマグネシウムなどが豊富。フコイダンは海藻類に多く含まれているが、もずくが特に多い。

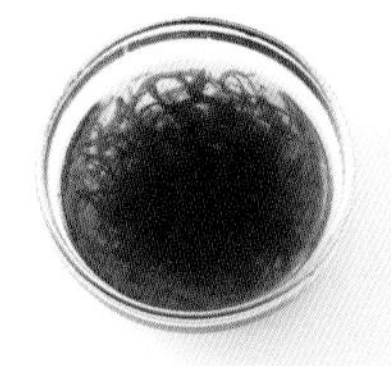

きゅうり

カリウム、ビタミンC、Eを含んでいる。ぬか漬けにするとビタミンB1やC、カリウムなどがアップするといわれている。

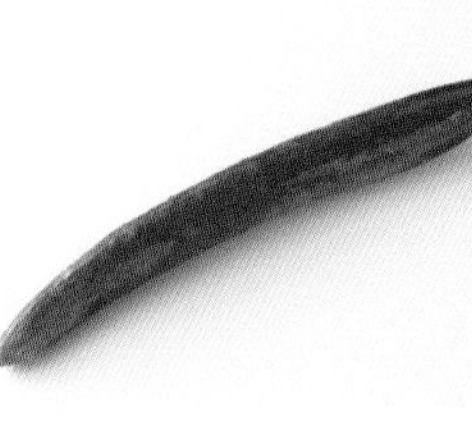

牛乳

カルシウム、たんぱく質、脂質、ビタミンなどを含んでいる。たんぱく質の一種カイゼンの働きがカルシウムの吸収を促す。

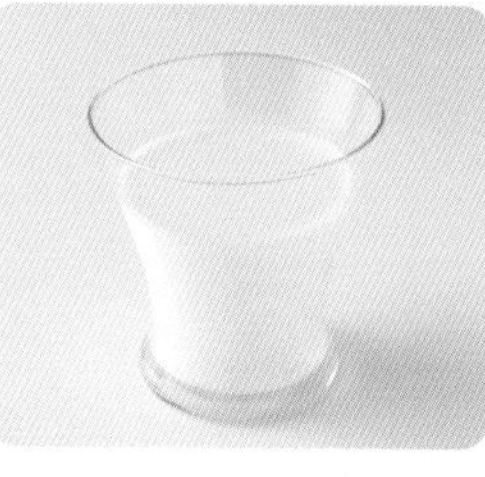

その他の食材　刻み昆布、きのこ類、のり（食物繊維）

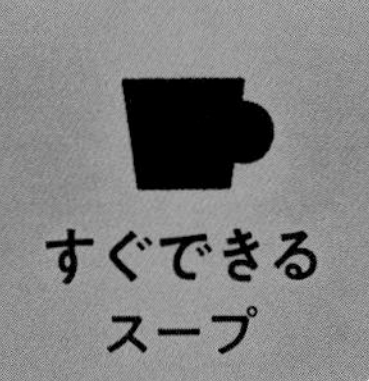

もずくと牛乳の冷製スープ

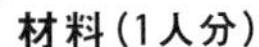

味つきもずく(1パック・70g)
牛乳(200cc)

調味料

わさび…少々

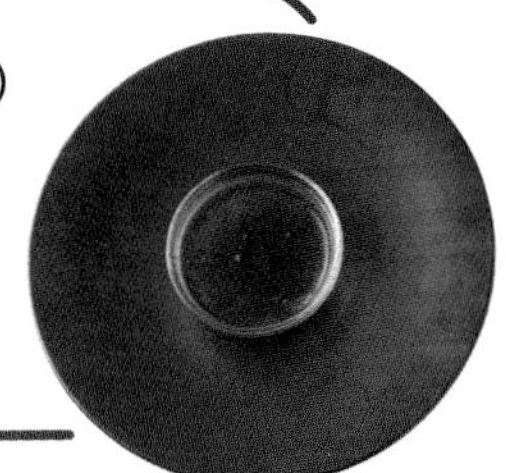

作り方

器にもずくと牛乳を入れ、わさびを添える。

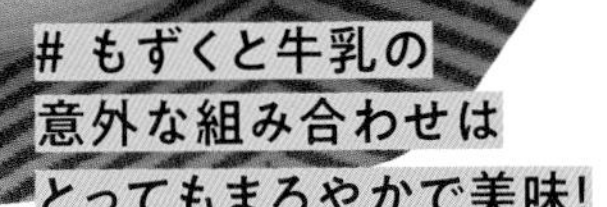

主菜になる
スープ

きゅうりと鶏ひき肉のスープ

材料（1人分）

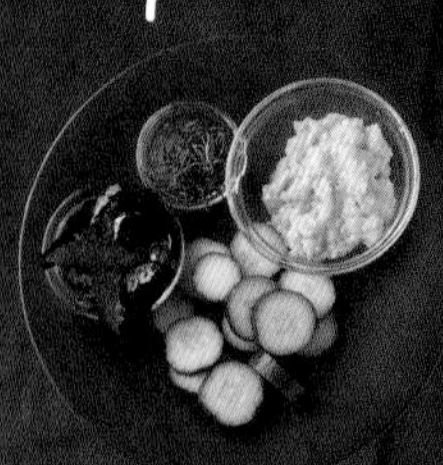

きゅうり（1本・100g）— 輪切り
鶏ひき肉（100g）— 熱湯で洗う
刻み昆布（2g）
焼きのり（½枚）— 適当な大きさにちぎる

調味料

塩…小さじ⅓

作り方

水（200cc）ときゅうり、ひき肉、刻み昆布をさっと煮て、塩をする。のりをちらす。

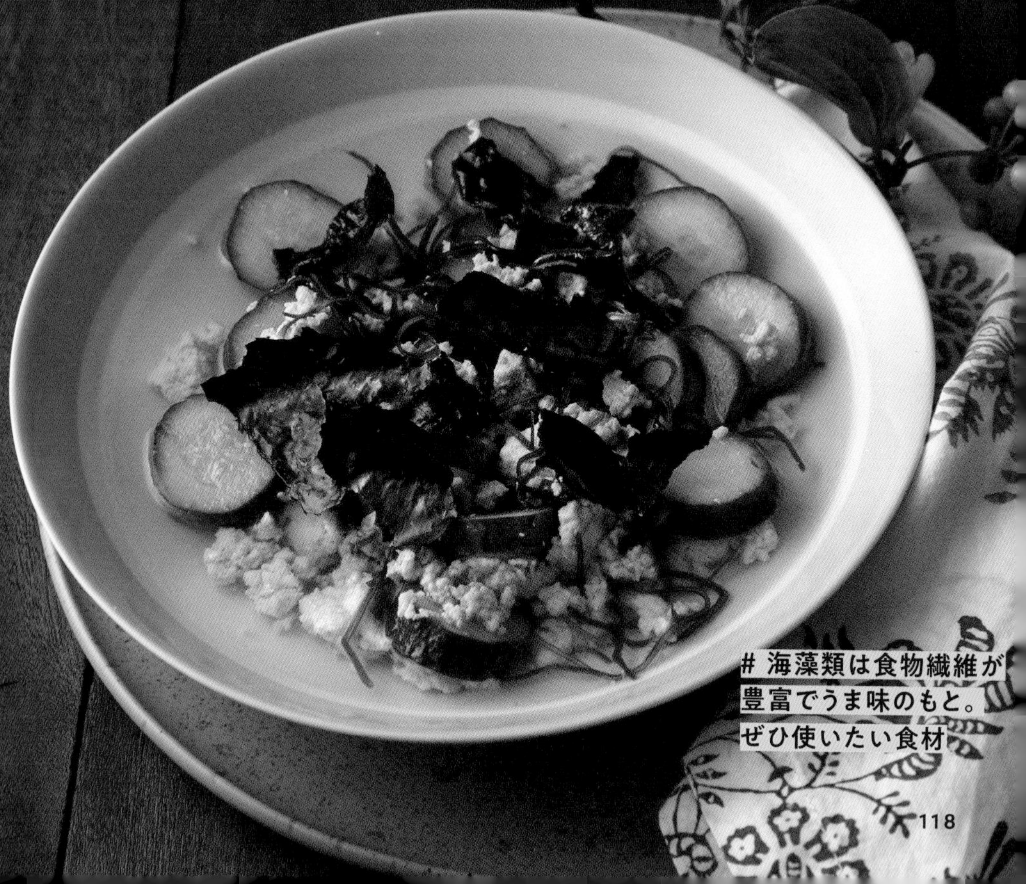

海藻類は食物繊維が豊富でうま味のもと。ぜひ使いたい食材

作りおき
スープ

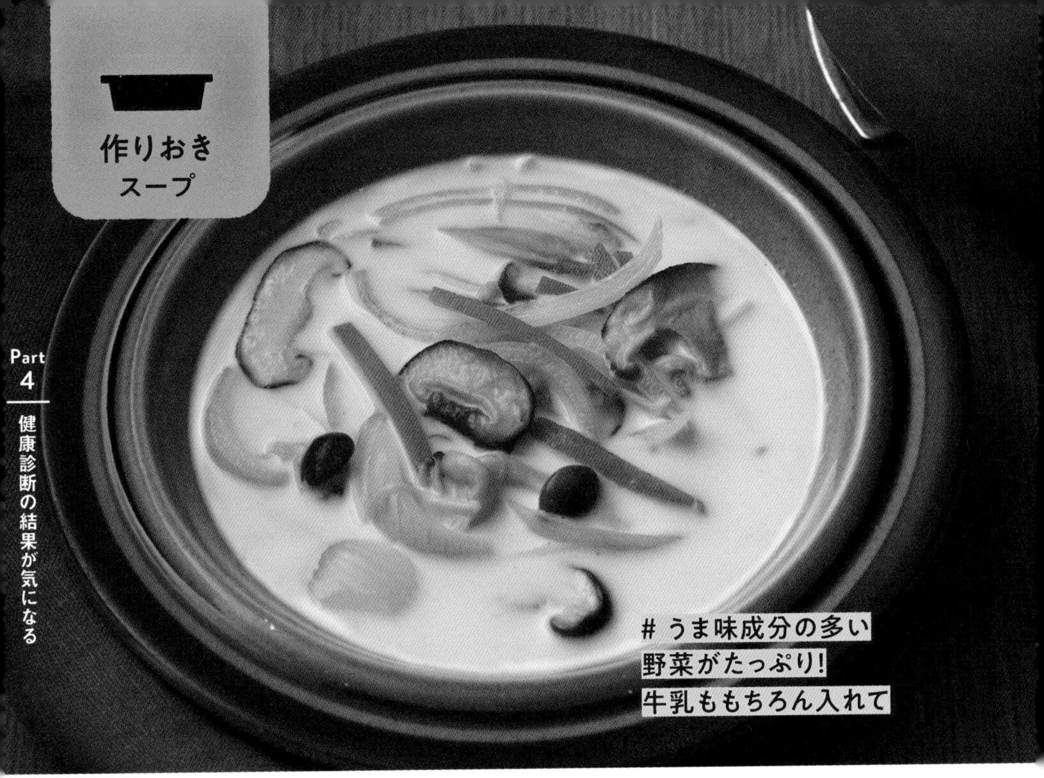

うま味成分の多い
野菜がたっぷり!
牛乳ももちろん入れて

野菜ときのこたっぷりのスープ

材料(2〜3人分)

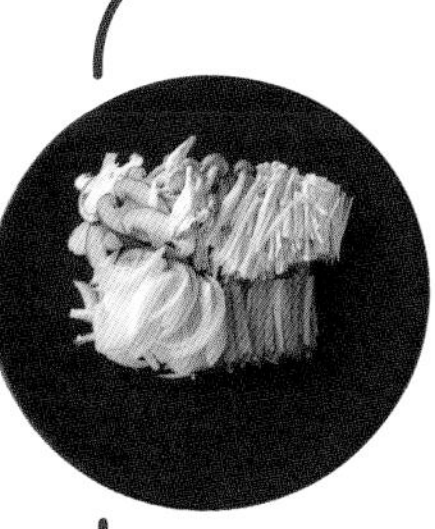

しいたけ・しめじ・えのきだけ
(合わせて200g) — しいたけは石突を取り、薄切り。しめじはほぐす。えのきだけは根元を切り落とし、半分に切る
にんじん(1本・150g) — 細切り
たまねぎ(½個・100g) — 薄切り
牛乳(300cc)

調味料
塩…小さじ¾強
こしょう…少々

作り方

野菜ときのこ類を入れ、フタをし、蒸し煮にする。水(100cc)と牛乳を注ぎ、ひと煮立ちさせ、塩、こしょうする。

症状

24 貧血ぎみなら

摂りたい栄養素

・鉄分
・たんぱく質
・ビタミンC

ほうれん草

鉄分やビタミンB1、B2、C、カリウム、食物繊維、葉酸などが豊富。特に鉄分は牛レバーと同じくらい含まれている。

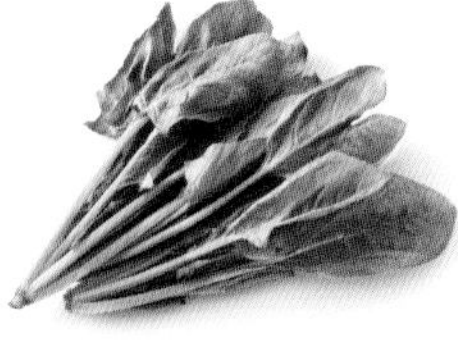

かつお

たんぱく質、DHA、EPA、ビタミンB群が豊富。血合いには鉄分も。たんぱく質は豚肉や牛肉よりも優れている。

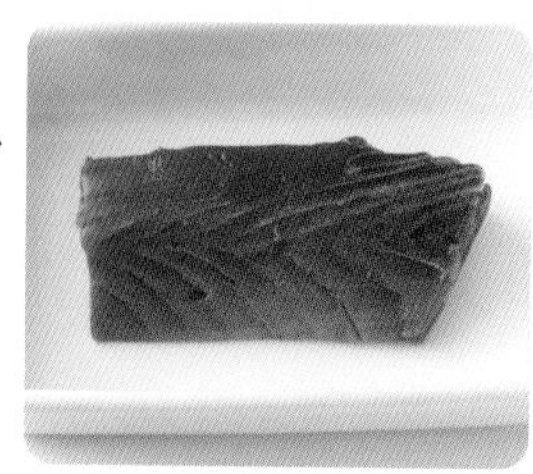

ブロッコリー

ビタミンC、カルシウム、食物繊維が豊富。ビタミンCの含有量はレモンの約2倍。鉄分やカルシウムなども多い。

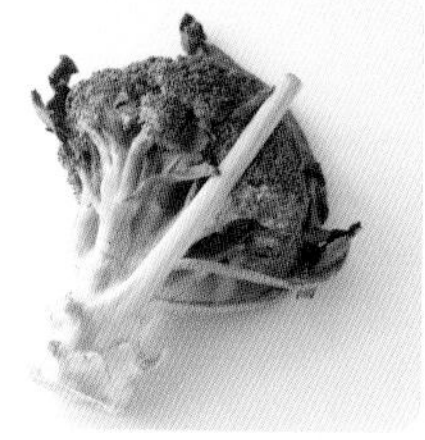

その他の食材

豆腐、卵、大豆、煮干し（たんぱく質）、キャベツ（ビタミンC）、ひじき、ごま、あさり、卵（鉄分）

鉄分とビタミンCを一緒に摂取して

体内の鉄分不足が原因の鉄欠乏性貧血。鉄分はミネラルの1つで、全身の細胞に酸素を運ぶ役割があり、貧血を予防します。ただ、吸収されにくいので、ビタミンCと一緒に摂ることで吸収率がアップします。ビタミンCはたんぱく質に含まれるコラーゲンの合成に欠かせません。コラーゲンは血管やさまざまな器官を丈夫にする働きをもっています。

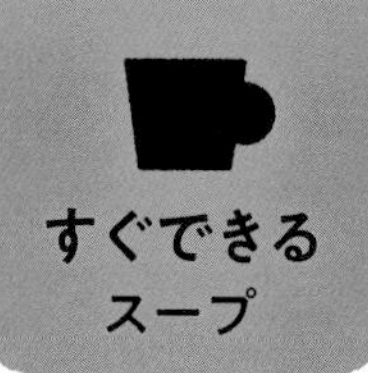

卵入りほうれん草とあさり缶のスープ

材料（1人分）

ほうれん草(50g) — **ざく切り**
あさり水煮缶(30g)
卵(1個)— **軽く溶く**

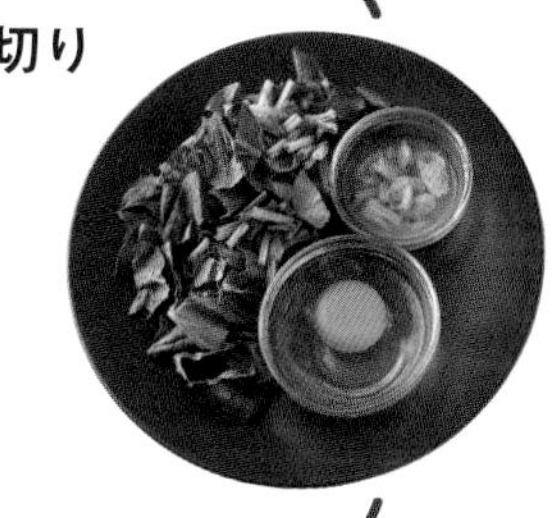

調味料

塩…小さじ1/3
こしょう…少々

作り方

水(200cc)**とあさり缶の汁をひと煮立ちさせ、ほうれん草、あさりを加える。塩、こしょうし、卵を回し入れる。**

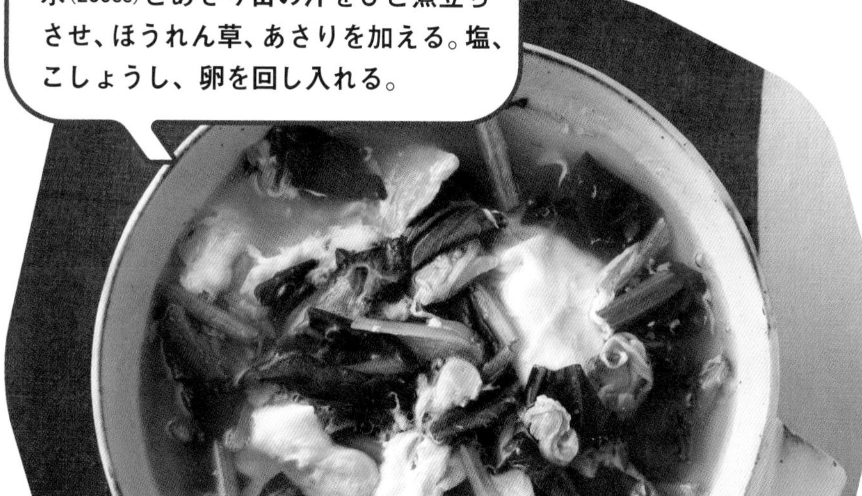

あさりと卵の鉄分をプラスして
貧血をしっかり予防

主菜になる
スープ

かつおと豆腐とひじきのみそスープ

材料（1人分）

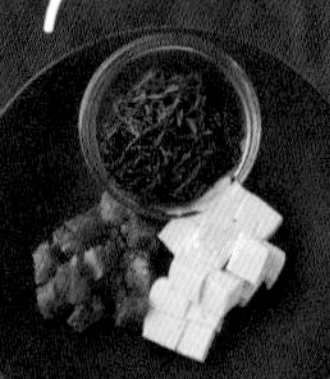

かつおの刺身（50g）
木綿豆腐（¼丁・50g）
— ともに角切り
乾燥ひじき（5g）
— 熱湯で5分戻す

調味料

みそ…大さじ½
しょうゆ…大さじ½

作り方

水（200cc）とひじきをひと煮立ちさせ、かつおと豆腐を加えて火を通し、みそとしょうゆで調味する。

かつおのうま味で
豆腐とひじきが
グンとおいしくなります

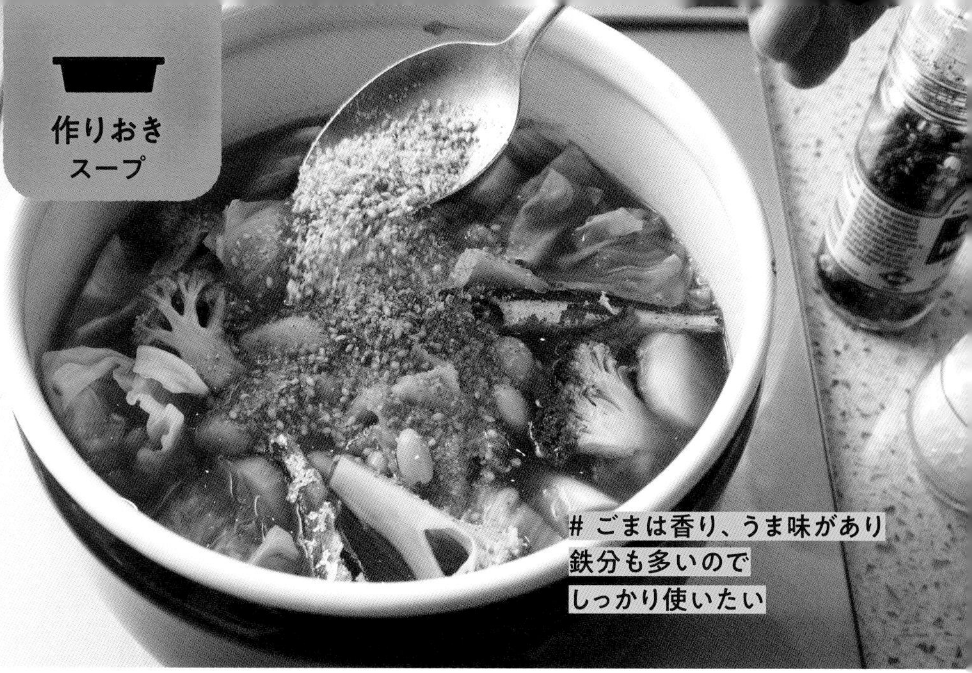

＃ごまは香り、うま味があり
鉄分も多いので
しっかり使いたい

キャベツとブロッコリーと大豆の韓国風スープ

材料（2〜3人分）

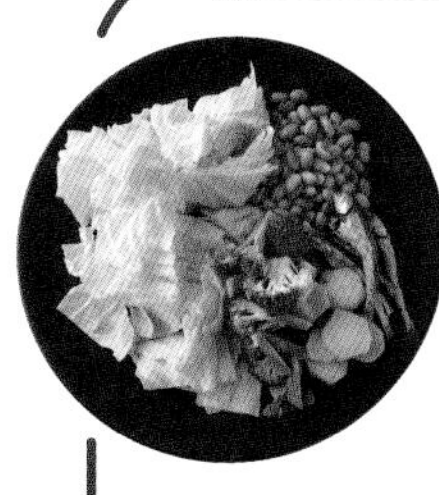

キャベツ（200g）
— **ざく切り**
ブロッコリー（100g）
— **小房に分け、**
茎は輪切り
大豆水煮缶（1缶・100g）— **水をきる**
煮干し（10g）

調味料

コチュジャン…大さじ1
しょうゆ…大さじ1 1/3
すりごま…大さじ2

作り方

水（400cc）**と煮干しをひと煮立ちさせ、キャベツとブロッコリー、大豆を加え、火を通す。コチュジャンとしょうゆで調味し、すりごまを入れる。**

症状

25 腎臓の数値が気になる

気をつけること

・たんぱく質を摂り過ぎない
・塩分を摂り過ぎない
・カリウムの多いものを控える

塩分を控えて高たんぱくな食材を

腎臓の機能が低下すると代謝の働きが悪くなり、たんぱく尿が出たり、むくみなどが起こります。たんぱく質の過剰摂取は避けて質のよい高たんぱく質が含まれる食材を摂りましょう。ただ、たんぱく質不足はエネルギーが足りなくなるので注意を。カリウムは体内の余計な塩分を排出。粒マスタードなどの調味料やスパイスなどを使うと無理なく減塩できます。

卵白

卵黄に比べると栄養面ではやや劣るが、良質なたんぱく質やビタミンB群などを含む。リンが少なく腎臓への負担が軽減。

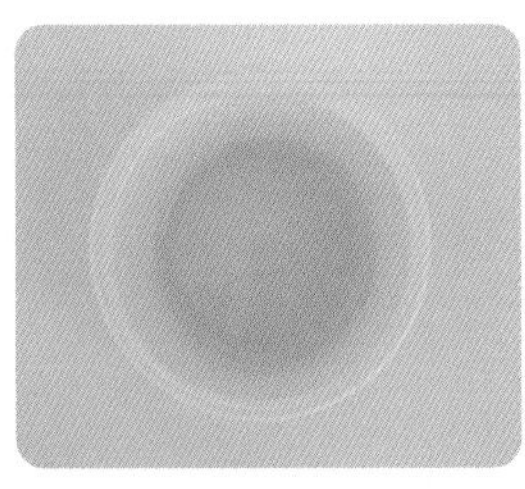

ぜんまい

食物繊維、ビタミンB群、葉酸、βカロテンなどが含まれている。生から調理するのは大変だが水煮なら手軽。

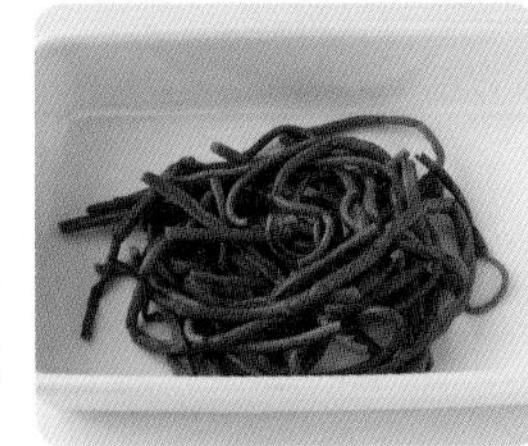

粒マスタード

カルシウムやカリウム、リン、マグネシウムを含んでいる。ほどよい酸味があり、塩分を控える調味料としておすすめ。

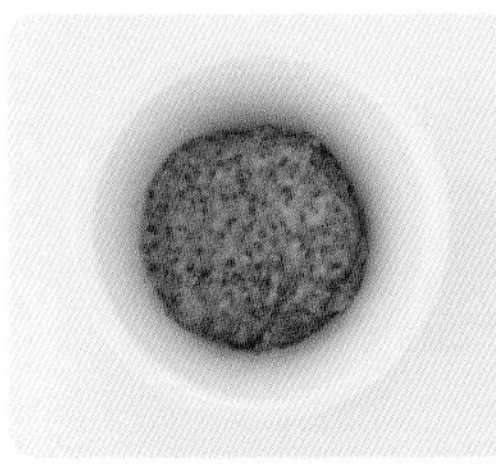

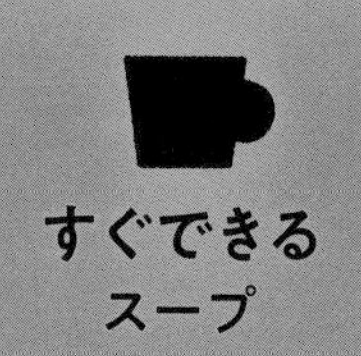

すぐできる
スープ

卵白ともやしのスープ

材料（1人分）

卵白（1個分）— 溶く
もやし（100g）
かつお節（2g）

調味料

酢…大さじ1

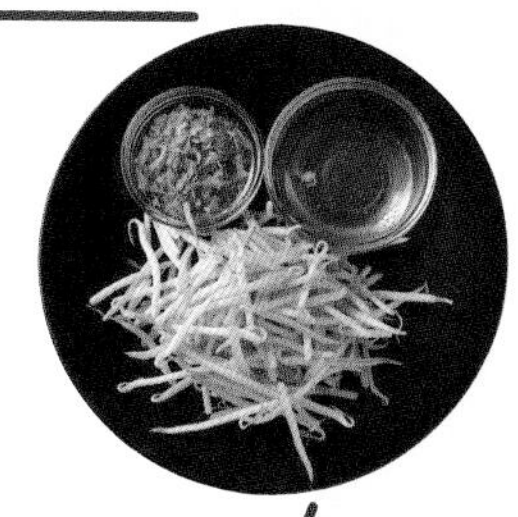

作り方

水（200cc）ともやし、酢をひと煮立ちさせ、かつお節、卵白を加える。最後に再度、かつお節（分量外）をのせても。

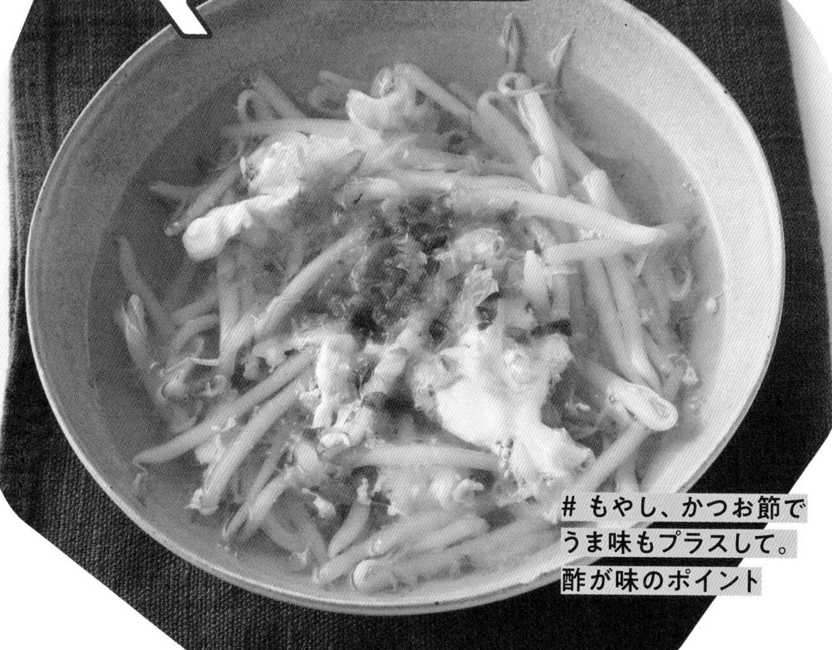

もやし、かつお節でうま味もプラスして。酢が味のポイント

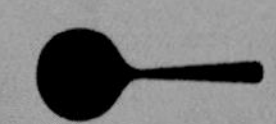

主菜になる
スープ

なるととぜんまいのしょうがスープ

\# なるとの塩気と
しょうがのすりおろしで
塩分を減らしました

材料（1人分）

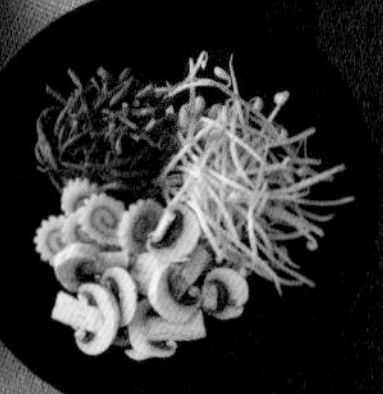

なると（30g）— 輪切り
ぜんまい水煮（50g）— ざく切り
緑豆もやし（50g）
マッシュルーム（30g）— 薄切り
すりおろししょうが（5g）

調味料

塩…小さじ¼弱

作り方

水（200cc）と材料全部を火にかけ、塩で調味し、しょうがをのせる。

作りおきスープ

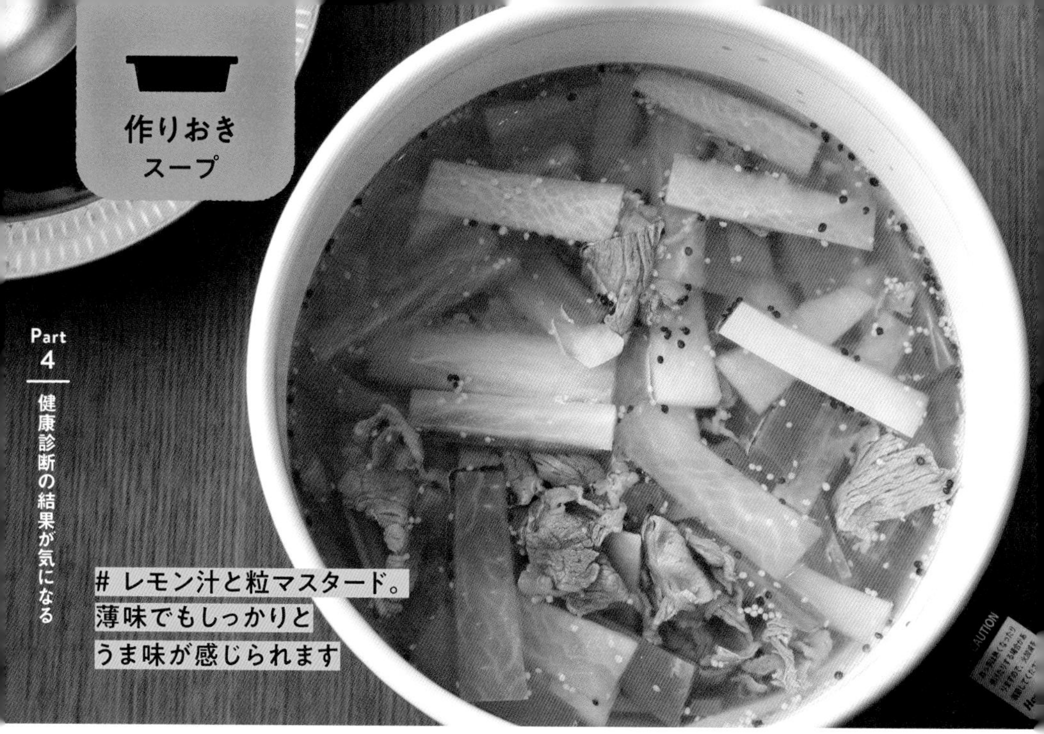

レモン汁と粒マスタード。
薄味でもしっかりと
うま味が感じられます

牛肉と野菜の マスタード風味のスープ

材料（2〜3人分）

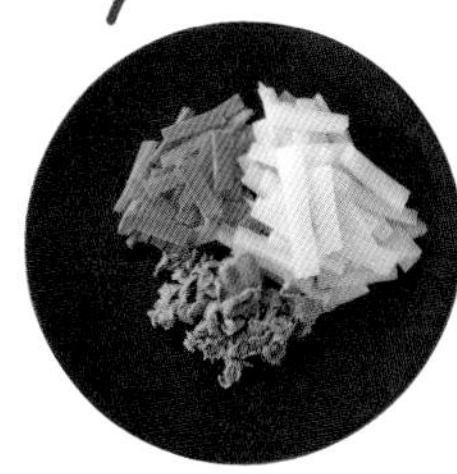

牛肩ロース肉（50g）
— 熱湯で洗い、食べやすい大きさに切る
だいこん（200g）
にんじん（⅔本・100g）
— ともに短冊切り

調味料

レモン汁…小さじ1
粒マスタード…大さじ½
塩…小さじ½弱

作り方

湯適量（分量外）を沸かし、だいこんとにんじんをゆでこぼす。水（400cc）と材料全部を約10分煮て、レモン汁と粒マスタードを加え、塩をする。

浜内千波（はまうち　ちなみ）

1955年徳島県生まれ。大阪成蹊女子短期大学栄養科卒業後、OLを経て岡松料理研究所へ入所。'80年5月、ファミリークッキングスクールを東京・中野坂上に開校。'90年2月に株式会社ファミリークッキングスクールに改め、2005年4月には東中野にスクール及びキッチンスタジオを開設。自身が38キロのダイエットに成功した経験をもつことから、ダイエットメニューには特に定評がある。また、スープは家庭でもひんぱんに作る得意料理。最近始めたインスタグラム、ユーチューブで日々の料理を紹介している。

Instagram

You Tube

出版スタッフ

料理アシスタント／
戸名賀友子、藤牧里安
（ファミリークッキングスクール）

カバー・本文デザイン／
細山田光宣、鈴木あづさ
（細山田デザイン事務所）

デザインDTP／横村 葵、谷川紀子

撮影／松本祥孝

スタイリング／カナヤマヒロミ

取材・文／須藤桃子

企画・構成／時政美由紀（マッチボックス）

編集／堂坂美帆（WAVE出版）

撮影協力

UTUWA
〒151-0051
東京都渋谷区千駄ヶ谷3-50-11
明星ビルディング1F　TEL03-6447-0070
AWABEES
住所同上　明星ビルディング5F
TEL03-5786-1600

不調を見逃さず、早めに体を回復させる

夜に飲む リカバリースープ

2020年9月30日　第1版第1刷発行

著者　浜内千波
発行所　WAVE出版
〒102-0074　東京都千代田区九段南3-9-12
TEL　03-3261-3713　FAX03-3261-3823
振替　00100-7-366376
Email:info@wave-publishers.co.jp
https://www.wave-publishers.co.jp

印刷・製本　中央精版印刷株式会社

NDC 596 127P 21cm ISBN978-4-86621-302-6